JN137235

3時間の睡眠で8時間分の

リフレッシュができる

ハイパフォーマンス睡眠

HIGH PERFORMANCE SLEEP

一般社団法人 睡眠栄養指導士協会 理事

山口真由子

マネジメント社

プロローグ　睡眠を変えればよりよい未来が手に入る

「集中力が高まり、営業成績が5倍になった！」
「会議中、眠気と闘わなくてよくなり、上司に意見を通せるようになった！」
「毎朝1時間の余裕を作れるようになり、子育てにイライラしなくなった！」
「肌荒れが収まり、自信をもって人と接することができるようになった！」

睡眠を変えることでこんな未来が手に入る――これは実際に実現した方の声です。仕事の効率、収入増、時間の余裕、健康と美しさ、これらを手に入れたければ、本書は間違いなくあなたのお役に立つことができます。このまま読み進めてください。

本書のタイトルである「ハイパフォーマンス睡眠」、つまり「無駄のない効率のよい睡眠」が毎日とれていれば、これらはすべて実現します。

朝起きたとき、前日の疲れがすっかりとれて頭がスッキリ冴えていて、仕事中はずっと集中力が続き、仕事の後も思いっきり好きなことに取り組める。副業、習い事、趣味の時間、友人や家族との時間……そういった時間を確保することでキャリアを豊かにできる――私自身、こんな生活を送ることを夢見ていました。

しかし現実は、朝からエネルギーレベルが低く、仕事中は眠気に襲われ、就業後はクタクタで何もする気が起きない。休日は寝て終わる……。

世界で一番平均睡眠時間が短い日本（米ミシガン大の調査による。OECDの調査でも加盟国中最下位）では、こんな毎日を送る人が多いのが現状です。体調不良で病院に行くと、「睡眠時間を8時間とってください」といわれるものの、病院を出てふとスマホを見たら、たくさんの不在着信とメールの嵐……。

「寝る時間なんてないじゃん……」と心の中でつぶやく。

睡眠時間が大事だとわかってはいても、8時間も睡眠時間が確保できない時間軸の中で生きている人はたくさんいます。

もちろん、睡眠時間を確保することは必要課題ですが、実際にはすぐに増やせない状況もあります。現実問題として、日本では50年連続して睡眠時間が減っており、その差は50年で1時間に及ぶといいます（NHK放送文化研究所「国民生活時間調査」）。

それならば、限られた短い睡眠時間にあわせた睡眠が必要とされるのではないか。そんな考えを形にしたのが本書のテーマである「ハイパフォーマンス睡眠」です。

私は、睡眠の「パフォーマンス」、つまり「質」や「効率」を上げることに特化したセミナーを年間100回以上開催してきました。また、睡眠のパフォーマンスを上げて、仕事の効率を上げたいという人のコンサルティングも行っています。

セミナーには年間3000人以上に参加していただき、多い月で月間90人の個別相談をお受けしてきました。受講者には、オリンピックメダリスト、医師、歯科医師、経営者、弁護士、看護師、薬剤師、栄養士、それに研究職や教師をはじめとするさまざまな職業や年齢の方がいらっしゃいます。

睡眠のパフォーマンスが高い人は、限られた睡眠時間の中でもしっかり身体を回復させられますし、日中は高い集中力を維持できます。逆に、睡眠のパフォーマンスが低い人は、長時間寝ても身体が回復せず、日々疲労が蓄積して、見た目も老けていて、病気になりやすくなります。

なぜ私が睡眠のパフォーマンスに着目したのか――少し過去の話をさせてください。

私自身、新卒で入った金融機関で正社員として働きながら、将来の独立に向けて勉強したり、人脈づくりに異業種交流会に参加したり、副業を掛け持ちしたり、とにかくスケジュールに「空き」をつくらないように忙しく20代を過ごしていました。23〜26歳までの3年間の平均睡眠時間は3時間ほど、休日はゼロでした。

健康についてほとんど知識がなかったので「若いうちはちょっと無理しても大丈夫！」と、何の対策もしないまま睡眠時間を削っていました。

その結果……仕事中は眠気に耐えられず集中できず、本業も疎かになり、人と会っても「いつも眠そうで疲れているよね」と悪印象を与えてしまっていたので、独立への道もうまくいかなくなっていたのです。

何の対策もせず、ただ睡眠を削り、無理を重ねる生活を3年間続けた結果、私は健康上の問題を抱えることになりました。

25歳の若さで、健康診断では「高血圧」「尿酸値の異常」が指摘されました。ハードワークと寝不足で疲労が蓄積した結果、帰宅して玄関で靴を脱ぎながら寝落ちし、月に2回は意識を失っていたほどでした。

朝は起きて何分で家を出られるかの記録を競うようにバタバタし、夜は頑張ってお風呂に入っても、髪をかわかす前に寝落ちしてしまう……。

これをどう解決したらいいのかもわからないままそんな生活を繰り返した結果、アナフィラキシーショックを発症し、全身に蕁麻疹が出て意識が遠のき、そのまま入院ということも二度ありました。

肌の炎症が治らずボロボロ、気持ちは常にイライラ、睡眠を削って頑張った副業でお金を稼いでも、全然満たされない状態でした。

「頑張れば頑張るほど不健康になる。いったい何のために頑張っているのだろう?」

睡眠を削ることで空回りしている自分に限界を感じた瞬間です。

しかし、この経験が転機となり、睡眠で悩む人の役に立ちたいと思い、睡眠の専門家としての道を選ぶことになったのです。

その後、睡眠に関する著作のある内科医の先生のセミナーに通いつめ、日本睡眠学会にも入会し、睡眠の知識、そして病気にならない身体づくりを国内外で6年間学びました。

睡眠学を学ぶ中で「睡眠は時間をとることが大事」「睡眠時間は7時間以上とったほうがいい」といった情報をたくさん知ることができました。もちろん、それらを否定する気はありませんし、実現できることが理想なのは百も承知です。しかし、当時の私のように、それが現実的ではないという人もたくさんいますし、長時間の睡眠をとっていても日々の疲れがリセットできず、病気になる人もたくさん見てきました。

そして、その原因は何かを考えたときに、**睡眠の質がローパフォーマンスかハイパフォーマンスかの違いによる**ことに行き着きました。

「限られた睡眠時間の中で、どうすれば〝ハイパフォーマンス〟でいられるか」

この視点から学び直し、1000以上の論文・文献を読み、睡眠学会で毎年最新の研究結果や情報を収集し、アメリカ、ロシア、スロベニア、スウェーデン、マレーシアなど世界各国から睡眠によいといわれるものを取り寄せて試し、現地に視察に行き、実践を重ねた結果、「ハイパフォーマンス睡眠」という独自のメソッドを構築することができたのです。

私は医師でも研究者でもありませんし、大学も文系、会社も金融系というまったく筋違いの経歴のただの寝不足OLでした。しかし今では、ありがたいことに、数千人規模の大規模セミナーでも睡眠の専門家として登壇する機会をいただいたり、先述のようにセミナーには年間3000人が参加するまでになりました。

また、専門医とはセミナーを共同開催したりしています。「睡眠栄養学」をベースとした私の睡眠理論は、「これまでに聞いたことのない新しい概念だ」と評価してくださいます。

それには理由があって、健康についての専門職の方でも、睡眠については具体的に学ぶ機会が少ないのだそうです。

私が直接サポートする「ハイパフォーマンス睡眠個別コンサルティング」は年間60名までと限定していますが、2018年の受講生60人でカリキュラムを実践した全員（21～71歳）の睡眠のパフォーマンスを上げることに成功しました。同時に、睡眠の質が変わったことで、日常生活が劇的に改善していったのです。

その変化とは――

- 睡眠薬を飲んでも3時間寝つけなかった21歳の大学生が10分で眠れるようになった
- 30年以上熟睡感がなかった女性が1日で熟睡できるようになった
- 仕事中に睡魔におそわれて寝てしまう過眠症の男性が仕事中に寝なくなった
- 夜勤と日勤を繰り返して体内時計が乱れてしまっていた60代の看護師さんが、睡眠の質を変えることで不規則シフトでも元気でいられるようになった
- 1日中感じていた眠気がなくなり、集中力が高まったことで、月の売上が100万円から500万円になった
- 20年以上朝寝坊が治らなかった30代の男性がわずか1日で起きられるようになった
- 原因不明の不調で倒れてしまった40代女性が、睡眠のパフォーマンスを変えてから不

調がなくなった

●1年間で5キロ体重が増えていた40代のOLが、睡眠の質を変えただけで2週間で体重が3キロ減った（食生活は変えていない）

●最高血圧170の50代男性が、睡眠の質を変えただけで正常域の130になった

●長年アトピーに悩んでいた男性が、睡眠の質を変えたことで肌荒れと痒みが治まり、初対面の人にもアトピーと気づかれないようになった

などなど、書けばキリがないほどすごい変化をもたらしたのです。

なかには「もう自分の睡眠が悪いのは治らないんだ」「歳のせいだから仕方がない」と、諦めていた人もいましたが、そういう人ほど変化が早かったのです。

そうです。諦めてはいけません。もし、次の項目にひとつでも当てはまるものがあれば、本書はあなたの睡眠のパフォーマンスを劇的に高め、1日の中で使える時間を増やし、あなたの夢や目標を叶える手助けになることでしょう。

□日中眠くて仕事の集中力が続かず仕事をやりきれない

□疲れすぎてイライラしやすく子どもにつらく当たってしまう

□朝スッキリ起きられず、やろうと思ったこともできない
□休日は1日中寝てしまって無駄にしてしまう
□仕事が忙しすぎて睡眠時間を3時間しか確保できない
□エナジードリンクやコーヒーなどカフェインが効かなくなっている
□日中の集中力が低下して仕事のミスが多くなっている
□昼の強烈な眠さのせいで午後の仕事がつらい

正しい知識と日常生活の中のちょっとした工夫によって、睡眠のパフォーマンスを上げることはできます。ぜひ〝ハイパフォーマンス睡眠〟を手に入れて、これからの仕事の質、生活の質をハイパフォーマンスにしていきましょう。

山口真由子

もくじ◉3時間の睡眠で8時間分のリフレッシュができる **ハイパフォーマンス睡眠**

第1章　人生は睡眠の質で決まる

Contents

第4章 あなたの人生を邪魔するたった1つの存在

Contents

人生は睡眠の質で決まる

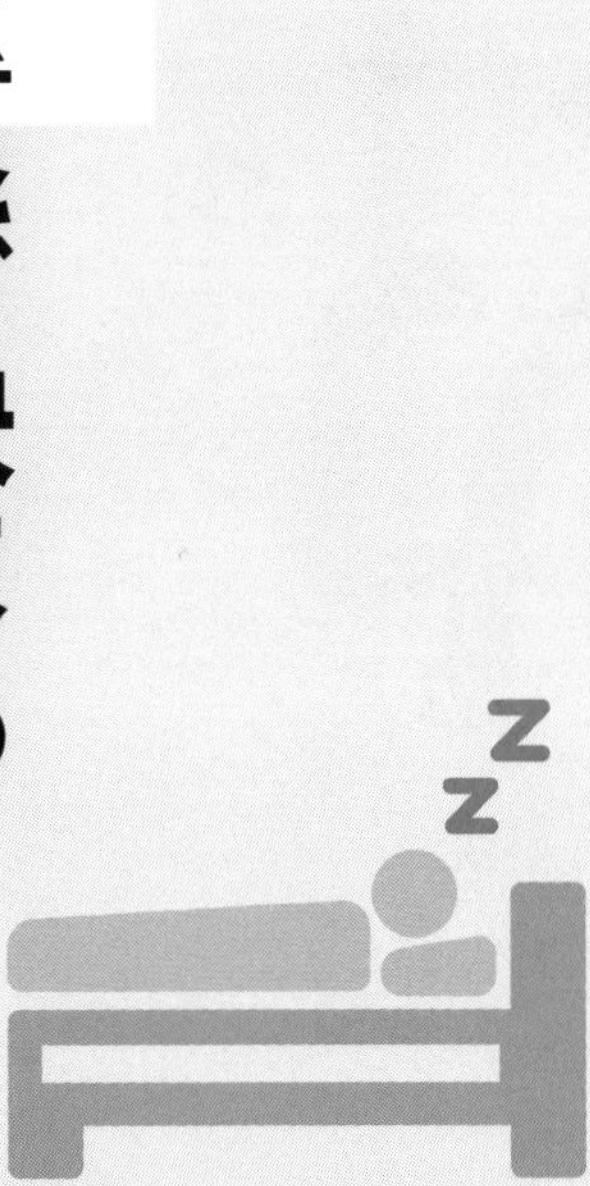

仕事ができない人は睡眠の質に正しい投資をしていない

もしあなたが日中のパフォーマンスを上げて、仕事の集中力、上司や家族との人間関係、健康、そして出世とお金を手に入れたいのなら、それらすべての土台になる睡眠のパフォーマンスを最大化する方法をマスターしておく必要があります。

私のセミナーに参加している人にもお尋ねしているのですが、あなたは「睡眠」といわれるとどんなイメージを抱きますか？

「睡眠不足がつらい」

「なかなか深く眠れないのよね～」

「ベッドに入って1分で眠れるから、睡眠は問題ないわ！」

「べつに……」

など、さまざまな感想があるでしょう。

正直な話、多くの人が睡眠時間をそんなに重要なことだと認識しておらず、むしろ「睡眠時間を削って働くことが美徳」だと思われていて、長い時間寝さえすれば睡眠の問題は解決するととらえているように感じますが、それは大きな間違いです。

「睡眠障害って、寝つけない人のことですよね？」

この**睡眠の軽視や間違った常識があなたの人生を確実に蝕んでいきます**。そして、多くの人が自分の睡眠の悪さに自覚がありません。

ならば、自分は寝つきだけはいいから、睡眠に問題はないはずだ！

こんな認識をお持ちならば、その認識は今日この瞬間に捨ててください。

じつはこれ、私のセミナーに参加している睡眠については意識が高いと思われる人に聞いても、9割以上が同じような認識を持っていて、この認識こそが、日本を世界一睡眠偏差値が低い国にしている大きな原因なのです。どういうことか解説します。

睡眠障害がある人の中で、「寝つけないタイプの不眠症」は一定数いますが、全体から見るとじつは少数なのです。それより**圧倒的に多いのが「隠れ睡眠障害」と呼ばれる、睡眠障害だと自覚していないタイプ**です。

日中に強い眠気があり、集中力が続かず、休日にいつも以上に寝てしまい、そのうえ寝ても疲れがとれない……「なんだかいつも眠そうで疲れている」タイプの人です。

もしあなたがこんな状態だとしたら、仕事の質やスピードも落ちてしまいますよね。

こういう状態の人は、自分の眠気や不調の原因が睡眠にあると認識していないので、睡眠外来という睡眠専門のクリニックがあるということすら知りません。そして、エナジードリンクで身体に鞭打って働いたり、睡眠以外の解決策で現状を打開しようとするのです。

このようなパターンは、**多くの場合は「行動誘発性睡眠不足症候群」といわれる睡眠障害の一種**なのです。睡眠障害なので、睡眠が原因であるのに睡眠以外の方法で打開しようとしても解決しないのです。こうして問題が長引いてしまうのが「**隠れ睡眠障害**」で、寝つけないタイプの不眠症より多いといわれます。

また、一口に「不眠症」といっても、タイプはさまざまです。

寝つけないタイプの不眠症もありますが、夜中に起きてしまうタイプの不眠症もありますし、時差ボケによる不眠症もあります。不眠症の症状は人それぞれです。

さらに睡眠障害というくくりで見ると、その症状は不眠症だけでなく、睡眠不足症候群や過眠症など、国際分類（アメリカ睡眠医学会による分類、ＩＣＳＤ−3 International Classification of Sleep Disorder 3rd）では全部で64種類もの診断名が記載されているのです。多くの人が「睡眠障害＝不眠症」と認識していて、ほかの睡眠障害を知らないことから、不眠症以外の63種類の睡眠障害を見逃してしまっているのです。

「日本は世界一睡眠が悪い」といわれている現状なのに、睡眠について知らなさすぎる。つまり「睡眠偏差値が低い」といわれているのは、この認識のズレからきています。こういった事実が知られていないことが最大の問題なのです。

寝つけない人＝睡眠が悪い＝不眠症＝睡眠障害

もしあなたにこの認識があるのなら、「私は寝つきがよいから睡眠障害とは無関係だな」という思考は危険です。今や働く人の4人に1人とも3人に1人ともいう確率で睡眠障害があるといいます。

- 朝スッキリ起きられない
- 日中に強い眠気がある
- 遅刻を繰り返してしまう
- なんだかやる気や気力が出ない
- 夜中や早朝に起きてしまう

その原因をたどれば、睡眠障害からきている可能性が大いにあります。また、障害レベルまではいかなくても、予備軍、つまり何かしらの原因で睡眠のパフォーマンスが悪くなっていることはほぼ間違いないでしょう。

実際に私のセミナーに参加したことがきっかけで「自分は睡眠障害かも？」と思い、睡眠外来を受診したところ、「睡眠障害」と診断された人もたくさんいるのです。

睡眠については、知っていなければ仕事の効率を下げるどころか命にもかかわる事実があります。それは「**睡眠障害や睡眠のパフォーマンスが悪いと、私たちから健康を奪う**」ということです。

睡眠障害は、糖尿病、心臓病、がん、脳卒中、痛風、精神疾患、認知症、心筋梗塞などのリスクを高めることが解明されています。睡眠への意識が低いと、病気にも気づかないようになってしまいます。

「**睡眠負債**」という言葉を最近よく耳にします。これについては後の章で詳しく解説しますが、睡眠負債の原因となる「寝不足」というのは、睡眠時間が短いことだけで睡眠負債が蓄積されるのではなく、睡眠のパフォーマンスの低下によっても蓄積するのです。

しかしながら、「睡眠時間を多くする」というのをすぐに実行するのは、忙しい現代人には無理があります。わかってはいても睡眠を削らざるをえない事情があるのです。

本書でお伝えする**第一の解決策は、睡眠時間を増やさずに、まずはパフォーマンスを上げること**です。決して短眠を推奨するわけではなく、パフォーマンスを上げることに特化します。

かりに睡眠時間が長くても、睡眠のパフォーマンスが低ければよい睡眠とはいえません。まずはパフォーマンスを上げ、脳と身体の状態をよくして、時間の余裕ができたら睡眠時間も増やす。これこそが、私がお伝えするハイパフォーマンス睡眠の第一歩です。

もしあなたが現在、なんとなく疲れがとれない、なんとなく努力が報われない、なんとなくイライラしてしまう、そして、なんとなく睡眠が足りないと感じているのであれば、当面は今と同じ睡眠時間のままで、本書の内容を実践して睡眠のパフォーマンスを上げることに取り組んでください。時間はその後に増やせるようになりますから。

それによって解決できることは、あなたが思っているよりもたくさんあり、そして睡眠のパフォーマンスを上げることは、あなたの人生をよりよくするための多くの可能性をもたらしてくれます。

身体と脳を毎晩リセットし、睡眠のパフォーマンスを上げることで、

- 夜8時まで残業しても、そこから習い事に行ける
- 前日に飲み会があっても、6時に起きて朝からフルパワーで誰よりも動ける
- 何歳になっても、子どもたちと一緒に元気よく遊び続けられる

こういう状態をいつまでも続けることができるのです。

あなたの夢に挑戦できる人生、欲しいものを手に入れることができる人生――それを実現できるのが「ハイパフォーマンス睡眠」です。

睡眠のパフォーマンスが低いと年に2回以上風邪をひく

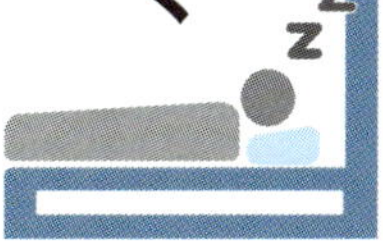

風邪で会社を休むと年間9万円損をする

毎日頑張って働いていたら、うっかり風邪をひいてしまい、会社を休むことに……誰しも一度はありますね。

働く男女２万１１７５人を対象にしたインターネット調査（ウェザーニューズ）によると、日本人は年間平均２回風邪をひくそうです。これは思った以上に大きな損失です。また、シンクタンク（コンタック総合研究所）が行った調査によると、風邪で仕事がはかどらないことの生産性の損失は風邪１回当たり「４万４２７０円」（５・４日間）と算出されています。つまり、平均的な日本人は、年間約９万円の経済的損失を出しているのです。

「風邪と睡眠、何の関係があるの？」と思われるかもしれませんが、とても深い関係があります。

カリフォルニア大学サンフランシスコ校の研究を見てみましょう（『SLEEP』誌による）。

睡眠時間と風邪のひきやすさの相関関係を調べた研究で、健康な成人164人を集め、点鼻薬を用いて風邪ウイルスを注入、風邪を発症する人とそうでない人を調べました。

その結果、睡眠時間が「7時間以上の人」と「5時間以下の人」とでは、同じウイルスを注入していても、風邪を発症する確率は次のようになりました。

- 睡眠時間7時間以上　17・2％
- 睡眠時間6時間以上7時間未満　22・7％
- 睡眠時間5時間以上6時間未満　30・0％
- 睡眠時間5時間未満　45・2％

つまり、睡眠時間5時間未満の人は、睡眠時間7時間以上の人に比べると、風邪をひく確率が2・6倍も高いことがわかったのです。

この実験は時間でのみ比較していますから、睡眠のパフォーマンスについては触れられていませんが、睡眠と風邪のひきやすさ、つまり免疫に関係があることは明らかです。

そして、風邪をひくかひかないかは、本人が罹患するマイナス面だけでなく、家族に風邪を移してしまう危険性、突発的な対応に追われる同僚への負担、アポイントをリスケしてしまった取引先への謝罪などを考えると……とても9万円ではすみません。たかが風邪、されど風邪なのです。

睡眠のパフォーマンスが悪かった頃の私は年に2回は風邪をひいていました。2年に1回はインフルエンザにかかっていましたが、今は風邪をひいたとしても5年に1回とか、ほとんど記憶にないような、そういうレベルの頻度になりました。

もちろん、睡眠さえよくすれば後は何もしなくても風邪をひかなくなるか、と問われればそんなことはありませんが、**よい睡眠は風邪のリスクを減らす要因になる**ことは間違いありません。

睡眠のパフォーマンスを上げることで、風邪をひきにくくして、睡眠のパフォーマンスが低いことによる将来の大病のリスクを減らしていきましょう。

「健康を失うとすべてを失う」とはよくいわれますが、その要である睡眠を本書をきっかけに見直して「病欠」とは無縁の身体をつくってください。

人生を決める睡眠の公式

もしあなたが、やりたいことや、やらなければいけないことが積み重なり、どうしても睡眠時間を多くできないというのであれば、そしてその忙しい環境の中でも最高のパフォーマンスを発揮し、仕事の成果を上げながらプライベートの時間も確保し、仕事人としてだけでなく充実した24時間を送りたいのであれば、最初に押さえておかなければならない考え方の公式があります。

睡眠 ＝ 時間 × パフォーマンス

「睡眠時間はわかるけど、パフォーマンスって何？」

「寝ていれば自然と疲れがとれて、身体は休まるんじゃないの？」

あなたがそう思っているのであれば、いつまでも疲れをひきずり、仕事中の眠気と集中力の低下に負けてしまい、よい仕事など遠い未来の話になるでしょう。

実際に私のところに相談にくるほとんどの人は、睡眠時間は確保していても睡眠のパフォーマンスが低いせいで、

「寝ても疲れがとれません」

「会議中に、寝てはダメだと思っても、つい意識が遠のいてしまい、取引先に怒られてしまいました……」

「休日は家族サービスをしたいのに、夕方まで眠ってしまい、父親としての立場がなくなりそうです」

といった状況に陥っているのです。

世の中には、短時間の睡眠でも毎朝スッキリ起きられ、日中の眠気もなく、健康を維持できている人もいますし、長時間眠っているのに、毎朝グッタリ、日中は眠気と戦っているという人もいます。

そこで私は、講座の受講生を比較してみました。

そしてわかったことは、これは「睡眠のパフォーマンスの違い」によるものだということでした。睡眠にはもちろん時間が大切ですが、時間だけが大切なのではないのです。

短時間の睡眠でも毎朝スッキリ起きられ、日中の眠気もなく、健康を維持できている人は、睡眠のパフォーマンス、つまり効率を上げることに成功していたのです。

3時間の睡眠で8時間分のリフレッシュができる。これを実現するのに一番大切な考え方は「**睡眠は時間とパフォーマンスの掛け算で決まる**」ということです。

わかりやすく数字にすると、こんな具合です。

3時間睡眠で、パフォーマンスが10点なら30点
8時間睡眠で、パフォーマンスが10点なら80点
3時間睡眠で、パフォーマンスが80点なら240点
8時間睡眠で、パフォーマンスが80点なら640点

もちろん、こんな簡単な掛け算で人の睡眠のパフォーマンスを測れるものではありません。イメージしやすいように、まずは考え方としてはこの式を主軸としてとらえます。

睡眠に関するテレビや雑誌、書籍の情報を見ると「8時間睡眠が大事だよ！」という内容が多いようです。それは正論なのですが、8時間睡眠でもパフォーマンスが10点であれ

ば、8時間寝ていたとしても疲れはとれてくれません。現代人にとっては睡眠時間の確保だけが解決策ではないのが現実です。

私が本書でお伝えすることは、10点のパフォーマンスをどのようにして80点に上げるのか。しかも、忙しい人でも実践できるように、できるだけ手間や時間をかけない方法で実現できるか。こうしたことを5年間追求してきました。その中で見出した具体的な手段をお伝えしましょう。

8時間の睡眠でも疲れがとれない人と、短い睡眠でもスッキリ疲れをとっている人の違いは何だろうか、どんな食生活をしているのか、幼少期はどんな生活習慣だったのか、今どんな運動習慣があるのか、どんなことを普段の生活で意識しているのか……それを体系化して分析し、最適な方法を見出したのが「ハイパフォーマンス睡眠」なのです。

「自分の睡眠が悪いのは遺伝だ！」と思っている人もいます。もちろん、遺伝によるもののもありますが、それよりも生活習慣や生活環境によるもののほうが大きいのです。だから、子どものときから睡眠に悩まされ「遺伝だから仕方ない」と思っている人も諦めないでください。

ただ一点、勘違いしてほしくないのは、「パフォーマンスさえ高ければ睡眠時間は削ってもいい」とは思わないことです。「パフォーマンスさえ上げれば何でもできる！」と油断してしまったら、本末転倒です。多くの場合、ただの自己管理ができない人になってしまいます。

「掛け算」ですから、時間もパフォーマンスも、両方高いことが理想です。睡眠時間を確保し、パフォーマンスを上げる。これが両立できれば最高なのです。

まずは、今の睡眠時間のままパフォーマンスを上げることに徹してください。睡眠のパフォーマンスが上がれば日中の活動のパフォーマンスも上がるため、仕事がスムーズにいき、その結果として睡眠時間が確保できるようになるはずです。

仕事のパフォーマンスを高め、プライベートも充実させるという最高の結果を得るためには、時間かパフォーマンスかどちらか一方だけでは実現できません。**時間とパフォーマンスの両方の数値が上がることによって最高のパフォーマンスにすることができます。**

ハイパフォーマンス睡眠が実現する5つの未来

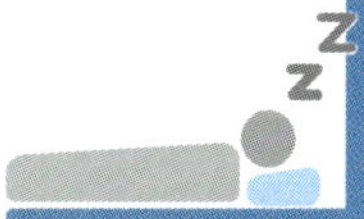

次に挙げたのはすべて、私のコンサルティングを受けている受講生の感想です。本書を最後まで読んでいただき、そして実践した先にあなたに訪れる未来です。

- しっかり疲れがリセットできて清々しい気分で目覚める
- 1日の始まりにワクワクしている
- 朝の時間を有効に使い、家の中は常にきれい
- 肌もツヤとハリがあり、ストレスなんて寝ている間に忘れてしまった
- 仕事はサクサク進み、仲間ともいい関係でいられる
- 頭は冴えてどんどんいいアイデアが出てくる
- 残業が減ったから、仕事の後には習い事に通ったりジムで泳いでみたり

● 帰宅後はこだわりの食材で料理をふるまえる

しかし、受講生のほとんどは、こんな未来が訪れることなど想像できないほど、もともと平均点以下のひどい睡眠のパフォーマンスでした。睡眠のパフォーマンスが低いことで、たとえ長時間眠ったとしても疲れはとれず、憂鬱な状態で目覚め、朝の準備もおろそかになり、疲れた顔で出社していたのです。

身体にムチを打ってやっとの思いで家までたどり着いたと思ったら、散らかった部屋と食べたままの食器がお出迎え。そのせいで余計に疲れが倍増……。

● 朝スッキリ起きられなくて、いつも遅刻ギリギリの生活
● 部屋を片づける時間もなく、洗い物をそのままにして仕事に出る
● 気持ちが高まらない憂鬱な状態で1日がスタート
● 仕事に集中できなくて作業が全然はかどらない
● 些細なことで周りにイライラ
● そのせいで、人間関係もなんだかうまくいかない

●仕事が残業続きで、いつも帰宅が遅い

これはすべて、睡眠のパフォーマンスが低かった頃の受講生、そして昔の私自身の状態です。たかが睡眠、されど睡眠。睡眠のパフォーマンスが低いとQOLも低くなるのです。あなたがイメージしやすいように、ハイパフォーマンス睡眠で手に入るものを大きく5つに分けてみました。

❶一流と評価される仕事のパフォーマンス

あなたが仕事で最高の結果を出し、会社からも評価され、取引先からも信頼されるような結果を出したいとしても、睡眠不足のままでは気合だけが空回りして、とても実現不可能でしょう。

なぜなら、睡眠不足の連続は飲酒運転に匹敵するほど集中力が下がるといわれていて、脳の機能も低下してしまうのです。

睡眠不足で最初に低下する脳の機能のひとつが「全身の司令塔」ともいえる前頭葉です。前頭葉は「記憶を引き出す」「論理的思考」「クリエイティブな思考」「判断力」「注意力の維持」などの機能をつかさどります。それは仕事をするうえでも普段の生活でも、結果を左右するほど大事な機能です。

睡眠のパフォーマンスが落ちてしまうと、前頭葉の働きが低下して、上記のスキルが低くなった結果、ビジネスマンとして致命傷にもなりうるたくさんの弊害が生まれてしまいます。

たとえば「注意力」です。

睡眠不足だと集中力が落ちてケアレスミスが増えてしまいますね。集中力が散漫になることで無駄な作業時間をかけてしまったり、お客様からの不意の質問にうまく答えられなかったり、自分の考えをまとめるのにいつも以上に時間がかかってしまったり。いいアイディアが思い浮かばない、資料づくりに無駄に時間がかかる、といった生産性の低い働き方では、周囲からの目も厳しくなってしまうでしょう。

車を運転する仕事であれば、交通事故のリスクも高まります。私自身、会社員（損害保険会社のルート営業）時代は毎日車を運転する外回りの営業マンでしたので、集中力が切れそうになって「ヒヤリ」「ハット」という経験はたくさんありました。その問題の処理にかかる時間なども計算すれば、その経済的マイナスは年間数十万円ではききません。

睡眠のパフォーマンスが悪いことが集中力を下げてしまい、仕事のパフォーマンスを落とすことは、アメリカではすでに認知されているので、**企業が睡眠コンサルタントを雇い、従業員の睡眠時間を管理する「スリープ・マネジメント」を導入したり、ビジネスマンやスポーツマンが個人的に睡眠コンサルタント、睡眠コーチをつける文化があります。**

睡眠のパフォーマンスを上げることで集中力を高め、仕事のスピードを上げ、クリエイティブに新しい発想を出し続ける。そして無駄な残業はせずに仕事以外も充分に楽しむ。ビジネスマンとして理想の状態を手に入れられます。

❷体力の衰えを感じない身体

「寝不足で疲れやすい」「体調を崩しやすい」というのは、誰もがなんとなく体験で理解できると思うのですが、それ以上に大きな病気を引き起こしてしまうのが、睡眠をおろそかにする恐ろしさです。

あまり知られてはいないのですが、じつは**睡眠不足や睡眠パフォーマンスの低下によって86もの病気のリスクを高める**というデータがあります。糖尿病、動脈硬化、認知症、高血圧、うつ、がん（特に前立腺、乳がん等）、心臓系疾患、血管系疾患などのリスクが高まるのです。

ほかにもこんな研究結果があります。

- 睡眠不足のマウスは、注意力や認知機能に関するニューロンが25％減少していた（ペンシルベニア大学、北京大学）
- 睡眠不足が3～5年続くと、脳体積の縮小率が大きい（オックスフォード大学ＭＲＩセンター）
- 不眠症状があると、うつ病のリスクが6倍になる（ペンシルベニア大学）
- 睡眠時の酸素量の減少はがんの発症リスクを高める（ウィスコンシン医大）

つまり、睡眠のパフォーマンスを上げることで、病気になる確率を低下させることもできるということです。当然、そのことによって医療費を節約することができます。

「健康がすべてではないけれど、健康を失うとすべてを失う」「健全な肉体に健全な精神が宿る」とは昔からよくいわれていますが、それにはハイパフォーマンスが不可欠です。よい結果を生み出そうとするときこそ、行動量を増やして「攻める」だけではなく、健康を損なわないように「守る」ことも大事なのです。

大きな結果を出そうとしたときに無理をして健康を失い、失脚する人がたくさんいます。

第一線でいい結果を出し続けるためには、食事や運動だけでなく、睡眠にこそこだわるべきなのです。

❸勝手に味方が増えるリレーションシップ

睡眠負債の蓄積により、私たちの身体と精神は確実に蝕まれています。

- 睡眠不足になると、うつや精神疾患になるリスクが高まる
- 睡眠不足だとイライラしやすい
- 睡眠不足だと新しく人脈を開拓する気力が生じない

私の講座の受講生でも、睡眠を疎かにしたことによってうつ病になり仕事を辞めざるを得なかった人や、「周りが全員敵に見えた」「とにかくすべてにむかついていた」という人もいます。私自身も、人と会いたくない、すぐにイライラする、といった精神状態のときもありました。

なぜかというと、寝不足とは、セロトニン不足とほぼイコールの状態だからです。

セロトニンは脳の神経伝達物質のひとつですが、不足すると怒りや興奮を司る「ノルアドレナリン」や、意識や好奇心を司る「ドーパミン」のバランスを乱し、感情のブレーキ

をかけにくくなり、思考の選択肢が狭まります。

こんな研究があります（和訳の引用は、https://www.newsweekjapan.jp/amp/stories/woman/2018/08/post-52.php?page=1）。

学術ジャーナルの『ネイチャー・コミュニケーションズ』に掲載されていた研究によると、「睡眠不足の人は孤独を感じやすく、他者との交流に消極的になる」とのことです。

この研究の上席著者で、心理学・神経科学が専門のカリフォルニア大学バークレー校教授マシュー・ウォーカー氏は「われわれ人間は社会的動物です。しかしながら、睡眠不足のせいで社会から孤立してしまうリスクがあるのです」と述べています。

「実験は、健康な若者18名を集めて、熟睡した後と睡眠不足の状態の2回に分けて実施された。複数の人間が画面に向かって歩いてくるビデオを被験者に見せ、『近すぎる』と感じたところでビデオを停止するよう命じた。

睡眠不足の場合、熟睡できているときに比べて、画面の中の人たちがより遠い位置に映っている時点でビデオを止めていたことがわかった。『近すぎる』と感じる位置は被験者によりばらつきがあるが、最も差の大きい被験者だと、熟睡時に比べ睡眠不足時は距離が60％も遠い位置だった。つまり、**睡眠不足のときのほうが他人と物理的距離をとりたくなる**ということだ。

また、同研究では以下のような事実も判明した。

睡眠不足の人間と交流した人々は、それがたとえ1分ほどの短い交流であっても、自分が孤独だと感じやすい。つまり、**睡眠不足によって引き起こされた当人の社会的孤立の感覚が他の人にも感染する**ということだ。

さらに、睡眠不足の被験者の脳を実験中にスキャンしたところ、恐怖を感じる脳の部分が活発に動いていたこともわかった。人が近寄ってくるのがこわい、と感じてしまうようだ。このように睡眠不足の状態では人と関わることに恐怖を感じるようになり、自ら孤独に突き進んでしまう」

とてもこわいですね。健康な人でも、睡眠によって他人との距離を遠ざけてしまったり、他人に対して恐怖を感じやすくなってしまうということです。カリフォルニア大学での実験は18人の若者を対象としたもので、被験者数が少ないと思われるかもしれませんが、とても興味深い結果です。

たしかに、睡眠負債が溜まりに溜まって眠くて疲れが溜まっているときに人に優しくするのと、8時間ぐっすり寝て気持ちよく起きられて眠気がゼロのときに人に優しくするのとでは、どちらがいい状態でしょうか。

日本人の睡眠時間は50年連続で減少しているといいます。このままいくと、日本人は「おもてなし」どころか、人との距離を遠ざけてしまうという国民性になってしまいます。

私は、睡眠時間を増やせない人こそ、睡眠の質を高める必要があると考えています。

睡眠不足は人間関係を億劫にさせて、人に会いに外に出て行こうという気持ちをなくさせるという傾向もあります。反対に質量ともに睡眠が充足してくると、睡眠がよくなったことで新しい趣味を見つけ、楽しそうにしている人がたくさんいるのです。

このように一見関係なさそうな人間関係にも睡眠は大きな影響を及ぼしているのです。

❹なぜかチャンスに恵まれる力

仕事のチャンス、出会いのチャンス、人生を変えるチャンス……一説によると、人は生きているうちに大きなチャンスに3回出会う機会があるそうです。しかし、ぼーっとしていたらこのチャンスは他の誰かの手に渡ってしまいます。限られたチャンスをつかみとるには、瞬発力と勇気が必要です。

もしあなたが、睡眠負債の蓄積で前頭葉の働きも弱まり、さらに消極的な気持ちになっていたら、果たして眼の前におとずれたチャンスをつかみとることができるでしょうか。

前項で睡眠によって恐怖を感じる度合いが高くなるという研究結果を紹介しましたが、人は「変化」に「恐怖」を感じるものです。**睡眠が悪い状態では、新しいステージに挑戦しようという思考にはならない**のです。

たとえ確実によい変化を与えてくれるとわかっていても、人間は基本的に変化そのものをおそれるようにできています。その変化を手に入れるためには、積極的な気持ちは欠かせません。睡眠不足になると、そのようなときに消極的になってしまい、せっかくのチャンスを逃してしまうことになります。

それ以前に、「睡眠の管理ができていない人＝仕事もできない」とみなされてしまうので、チャンスさえも遠ざけられてしまいます。

ハイパフォーマンスに結果を出し続けるためには、どんなチャンスがきても常にそれをつかみにいける瞬発力と行動力、そして積極性が必要です。

睡眠のパフォーマンスを上げることは、あなたに変化をおそれないマインドと、新しい

ステージへのチャンスを与えてくれるのです。

❺人生を自由に生きる経済力

仕事のパフォーマンス、健康、人間関係、そしてチャンス。この4つを失った自分を想像してみてください。

仕事の効率が下がり、ミスばっかりして余計に時間がかかり、皆が帰った後も暗いオフィスで毎日ダラダラ残業する日々……身体は疲れやすく、健康診断でもいくつもの箇所を指摘され、久しぶりに会った友人からは「一気に老けたね！　大丈夫？」と心配され、ますます外に出るのが嫌になり、楽しい場所には行きたくなくなり、人と疎遠に……せっかくつかめそうだった大きなチャンスも逃してしまい、自分に価値が感じられなくなり、人との出会いができずに、人に優しくできない。

そんな状態で成功や幸福を手に入れられるでしょうか。

じつは、これは昔の私の姿そのものでした。

健康状態が悪くなりストレスが溜まると、健康を害し、医療費やストレス解消に使ってしまう無駄なお金も増えることでしょう。睡眠が悪いと、経済面でも相当のリスクを背負うことになるのです。

「ちょっとくらい睡眠は削ってもいいよね！」と気軽な気持ちで始まった睡眠負債、「睡眠不足の蓄積は平均900万円（1人当たり）もの損害を生み出す」といわれるのは、これらの影響が原因なのです。

この数字の根拠は次のとおりです。

アメリカのシンクタンク、ランド研究所の研究によると、日本全体での睡眠負債による経済損失は年間15兆円とされています（NHKスペシャルでも紹介された数字）。この15兆円を日本の人口（2017年1億2678万人）で割ると、1人年間平均約11万8000円となります。11万円8000円×平均寿命80年とすると、単純計算ですが、約944万円の経済損失、というわけです。

人間関係の問題は睡眠で解決できる

「無理をいう上司に振り回されて毎日イライラする」

「部下がいうことを聞いてくれなくて、残業は増えるのに業績が低迷して困る」

「チームの輪を乱す社員がいて、チーム全体の評価が下がってしまった」

日経BP社の調査によると、仕事をするうえで一番のストレスは「職場の人間関係」であり、50％以上の人が人間関係に悩まされているといいます。

上司や部下、チームの仲間との人間関係に問題があると、働く人にとっては大きなストレスですね。ストレスチェックが導入されたり、ほとんどの会社にコミュニケーション研修があるはずなのに、日々の業務ではコミュニケーションの問題で悩んでいる人がたくさんいるのです。

じつはこの職場の人間関係の問題も、睡眠で改善できるのです。

オランダ・エルゼビア社の学術誌『Organizational Behavior and Human Decision Processes（組織行動学と人の意思決定プロセス）』に発表された論文「睡眠不足とリーダーとフォロワーの関係の経時的変化」によると、

- 睡眠不足状態で働く人は、上司や部下に対して「敵意」を持ちやすい。
- 健全な若者をあえて睡眠不足状態に陥らせてからチームでゲームに取り組んだところ、睡眠不足状態でない時にした同じゲームの同じ結果よりも、不平不満が起きやすく、チームを信頼するという答えが減った。

という結果が報告されています。

仕事をしていくうえで、仲間との信頼関係は何よりも大切です。信頼できず、不平不満を抱えた環境で毎日過ごすと思うとゲンナリしてしまいますね。信頼でき、不平不満もない環境で仕事に取り組めたら、仕事もスムーズに進みますし、会社に行くのが楽しくなるはずです。

本当は信用できるはずの上司や部下であるにもかかわらず、睡眠不足のせいで関係が台なしになってしまう可能性があるのであれば、コミュニケーション・スキルの向上などに取り組む前に、まずは社員に睡眠研修を行い、質の高い睡眠でしっかり脳と身体を整えるほうが、企業にとっても有効な研修になるといえます。

睡眠をよくする

↓

職場の人間関係がよくなる

↓

各個人の業績が上がる、離職率が減る、パワハラやうつが減る

↓

会社が活き活きとし、繁栄する

つまり、**社員1人ひとりの睡眠をよくすれば、会社は儲かる**のです。企業活動は働く人のパフォーマンス次第です。睡眠研修はほかのどんな研修よりも効果的でしょう。

ショートスリーパーを目指してはいけない

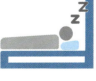

「ハイパフォーマンス睡眠は、ショートスリーパーになるためのノウハウですか?」と聞かれることがあるのですが、私が教えていることは全く違うものです。

世の中の人がショートスリーパーを求める背景には、現代社会特有の問題が潜んでいると私は考えます。

「全力で仕事に取り組みたい!」

「友人や家族と過ごす時間も欲しいし、プライベートも充実したい!」

現代人はとにかくやることが多く、「1日が24時間では時間が全然足りない!」と感じている人も多いのではないでしょうか。それゆえ「睡眠時間を削ることができたら、もっといろんなことができるのに」という理由から、ショートスリーパーに興味を持つ人が多いのです。

この気持ち、とってもよくわかります。私もそのひとりでしたから。

ただ、結論から申し上げると、私は短時間睡眠はオススメしませんし、残念ながらショートスリーパーになることはできません。

なぜなら、睡眠は時間とパフォーマンスの掛け算という考え方をもとに、パフォーマンスだけを上げても時間を少なくしたら、数値は低くなるからです。

そして**ショートスリーパーは遺伝性のもの**であり、後天的になれるものではないからです。「ショートスリーパーが遺伝である」というのは、2009年に学術誌『サイエンス』(Science　アメリカ科学振興協会発行)で発表されています。

「ショートスリーパー、ロングスリーパーは、それぞれ人口の1%程度いる」といわれていますが、もちろん私自身も私の講座の受講生さんにも、ショートスリーパーはひとりもいません。むしろ、もともとは8時間眠っても疲れがとれないような人や、平日は4時間睡眠で無理をして、休日は10時間寝てしまいます、といった人が多いのです。

それでも無理なく睡眠のパフォーマンスを上げ、仕事のパフォーマンスを上げることが実現できています。

たとえば、ある20代のサラリーマンの受講生を例にあげると、以前は寝ても寝ても疲れがとれず、前日の疲れを翌日に持ち越していたがために、仕事中についウトウト眠くなってしまうことに悩んでいました。その結果、集中力を欠いて仕事で些細なミスを連発。上司からも「新卒みたいなミスをいつまでもするな！」こんなふうに怒られてしまう始末でした。頭が冴えてくるのがいつも夕方になってからなので、仕事がいつも定時に終わらず、毎日2時間ほどの残業が当たり前になっていました。

そこでハイパフォーマンス睡眠に取り組み、睡眠状況を改善したことで、朝からバリバリ仕事をこなせるようになり、ミスも激減。上司からも「最近調子よさそうだな。この調子でな」こんなふうに期待の言葉をかけてもらえるようになったそうです。また、しっかり集中力を発揮して仕事に取り組めるようになったおかげで、今まで2時間の残業が当たり前だった状況から定時で仕事が終わるようになり、アフター6に友人と食事に行くという、自由な時間を手に入れることができるようになりました。

ハイパフォーマンス睡眠は、睡眠時間を削るための方法ではなく、質を上げて、無駄のない効率的な睡眠をとる方法なのです。

このように、後天的にショートスリーパーにはなれなくても、睡眠のパフォーマンスを上げることで、理想とするライフスタイルを手に入れることは十分可能です。

今の時代、この生活習慣は睡眠のパフォーマンスを上げるために「足りないもの」が多く、「邪魔なもの」も多い。足りないものを足し、邪魔なものを省く。つまり睡眠を最適化して、「ハイパフォーマンススリーパー」になることは可能です。

睡眠の質を測定する

あなたが睡眠を改善するために、初めにやらなければならないことは、自分の現状を把握すること、すなわち「現在地」を明確にすることです。この現在地、スマートフォンを持っている人であれば、今夜からすぐ、無料で知ることができます。

なぜ現在地を知ることが大事かというと、たとえば「ダイエットをしよう！」と思った時に、体重計にのらないで痩せようとする人はいないですよね。現在の体重がわからないことには、食事をどのくらい制限すればよいのか、1日3食なのかそれとも2食なのか、炭水化物は抜くのか、運動はどの程度するのか……などなど、具体的に何に取り組んでよいのかがわからないはずです。

ハイパフォーマンス睡眠を目指す戦略を立てる時もそれとまったく同じで、まずは現状を知ることから始まるのです。しかし、睡眠に関しては、体重のように痩せたり太ったりという具合に、表面的にわかりやすい症状ばかりではありません。多くの人が自分の睡眠について、そして睡眠中に何が起こっているのかをあまりに知らなすぎるのです。

友達とルームシェアをして初めて自分が「睡眠時無呼吸症候群」であったことを知った人や、盲腸になり入院して初めて自分がものすごく寝言をいっている事実を看護師さんに指摘されて気づいた人もいます。

寝ている間のことは客観視できないわけですから、「まさか自分がそうだとは……」というギャップを感じることはよくあります。

また、慢性的に不眠症の人を調べると「昨日は2時間しか眠れなかった」と訴えていても脳波を測ると5時間眠っていたり、「寝つきに3時間もかかります」と訴えていても脳波を測ると20分で眠っていた、という事実も多々報告されています。これは、嘘をついているわけではなく、本人の体感としては本当にそう思っているのです。つまり「誤認」しているのです。

従来、自分の睡眠について知るには、検査入院をし、ポリグラフ検査という、体中にセンサーを付けて、脳波、呼吸、眼球運動、酸素飽和度、体動、血圧などを一晩中検査する方法しかありませんでした。

最近では、スマートフォンの無料アプリでもよい精度で測定できますし、家電量販店の健康コーナーでも、1~2万円で睡眠状態が測定できる機器が売られています。もちろん検査より精度は落ちますが、簡易測定であっても、まずは手軽に数値や傾向を知るだけでも価値はあります。

スマートフォンを持っている人、まずは無料のアプリであなたの睡眠状況を測定してみてください。スマートフォンのアプリストアで「睡眠」で検索するとたくさん出てきますので、使いやすそうなアプリをダウンロードしてみてください。寝る前にアプリを起動して、枕元に置いて測定するタイプが主流です。

ただ、睡眠中に通信機能がある電子機器が身体の近くにあると、睡眠のパフォーマンスを下げる可能性もあり、これはあまり好ましくありません。測定時は「機内モード」に設定すれば電波を発しなくなりますので、メールや電話の通知で起きてしまうこともありませんし、アプリによる睡眠測定も目覚まし機能も使えます。

スマホアプリなどで睡眠の状態を測定すれば、翌朝、あなたの睡眠がこのようにグラフになって表示されます。グラフができたらチェックしてほしいポイントが3つあります。

❶寝つきまでの時間

「早く寝つくぶんには、睡眠に問題ってないんでしょ?」と思っている人も多いのですが、寝つきまでの時間は、早すぎても遅すぎても好ましくありません。

「私は1分で寝つけるの」

「気づいたら寝ているからよくわからない」

といったふうに、セミナーに参加している人の中でも、早ければ早いほどよいと思っている人が多いのですが、**寝つきまでの時間の理想は16分前後といわれています。早すぎる人（目安は8分程度）は疲れすぎのサインであったり、睡眠負債が蓄積している**ことにより、睡眠圧（寝ようとする力）が上がりすぎていることが推測されます。つまり、身体が「頼むから早く寝てくれ〜」と悲鳴を上げながら、気絶

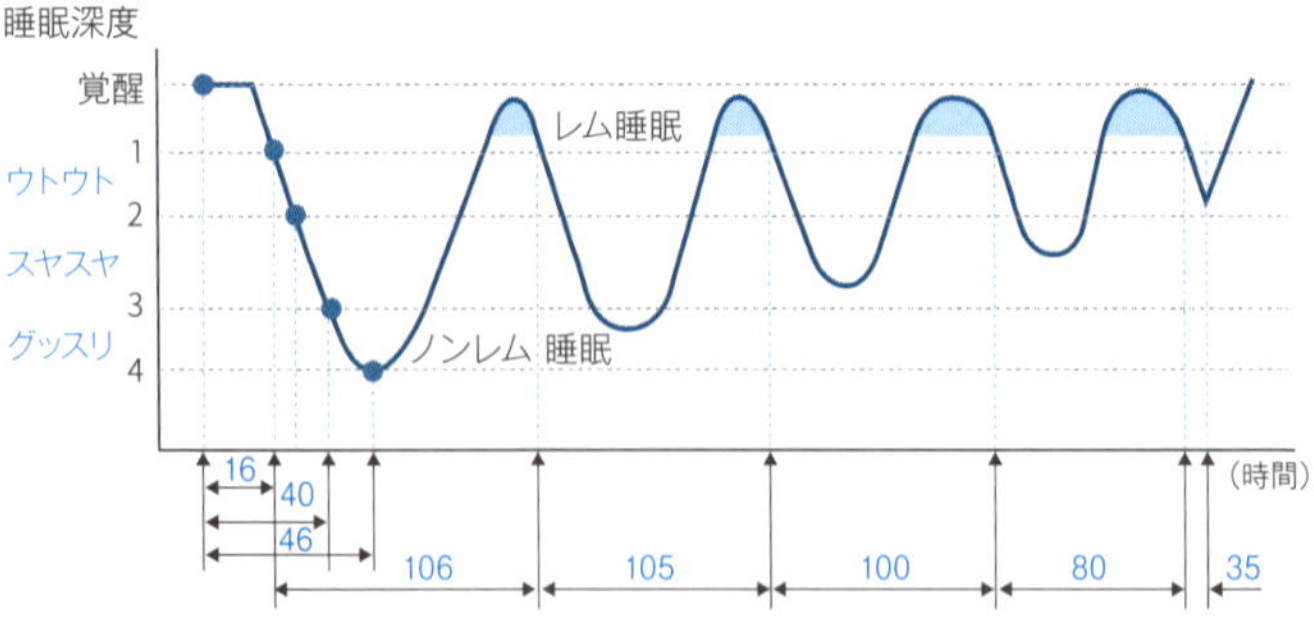

N＝147、実験回数＝399夜、被験者平均年齢＝29.6歳

■一晩の睡眠経過
出典：Sleep disorders Center, Stanford University

に近い形で眠りに引き込まれているような状態です。

8分以内に寝ついてしまう人に、「理想は16分ですよ」とお伝えすると、「そんなに待てません！」といわれるのですが、無理して待つ必要はありません。理想でいうと16分くらいかけて呼吸や脈拍を落ち着かせて眠りに入るのが、身体に負担のない眠り方だということは覚えておいてください。

一方、**寝つきまでの時間が30分以上は「不眠症」の診断基準に該当**します。寝つきまでの時間も、睡眠の現状について推測する指標のひとつになるのです。

❷深さと浅さのバランス

入眠して約40分ほどで、まず一番深い睡眠に向かい、浅くなり、深くなり、浅くなり、深くなり、というサイクルを繰り返すのですが、なかには睡眠深度のグラフを測定すると「ずっと深いまま」という人もいます。

浅い睡眠よりは深い睡眠のほうがパフォーマンスはよさそうなイメージがあるので、「ずっと深いから自分の睡眠は問題ない！」と思っている人も多いのですが、じつは深い睡眠と浅い睡眠では、それぞれ違う役割があり、両方のバランスが大事なのです。

深い睡眠中には、脂肪を分解したり、ナトリウムバランスを維持し、組織の修復・回復の役割を担ってくれる成長ホルモンが多量に分泌されます。

よく女性誌などで「22時から2時の間に成長ホルモンが出るからこの時間に眠ることは美容に大事！」と書かれていますが、その時間に眠っていたとしても、浅い眠りであれば成長ホルモンの分泌量は少ないのです。また、最初の深い睡眠時に記憶情報が脳の海馬から大脳皮質に移動し、保存されるという報告もあります。

逆に、浅い睡眠のときには情報の整理や記憶の定着などが行われています。浅い睡眠もおろそかにできません。深ければいいわけでもなく、深さと浅さのバランスが大切です。

先のグラフを見ると、寝始めから終わりまでずっと深いという人は、よほど身体が疲れ果てて、バタンキューと寝てしまっている可能性が考えられます。**深い睡眠：浅い睡眠の割合が2対1であることが理想的**であるといわれています。深さと浅さのバランスをチェックしてみてください。

❸睡眠深度（睡眠の深さ）の状態

「睡眠深度」とは、睡眠の深さのことです。前述のように睡眠は浅い睡眠と深い睡眠で構成されています。

理想的な睡眠では、1サイクルめ（最初の90分）がもっとも深い睡眠まで到達し、2サイクルめ、3サイクルめと徐々に浅くなっていきます。

眠りが浅くなる過程で、身体はさまざまな「起きる準備」をしているのですが、この起きる準備が1日のパフォーマンスを左右するといっても過言ではありません。

たとえば、朝起きるのが辛い人や、午前中にパフォーマンスを発揮できない人のグラフを見ると、必ずといっていいほど睡眠の後半が深い睡眠状態にあります。つまり、身体が起きる準備ができていないので、毎朝目覚ましのけたたましい音で起こされている状態になっています。

人の身体は明け方にかけてコルチゾールというホルモンの分泌が盛んになることで、血糖値や血圧を上げてスムーズに目覚めることができるのですが、睡眠の後半が深い人は、コルチゾールの分泌が少ない状態なので、結果として「朝が苦手」という感覚になるのです。

「低血圧、低血糖で朝が起きられない」

「貧血気味で朝が苦手」

こういう人は、メラトニンやコルチゾールといった睡眠ホルモンのコントロールがうま

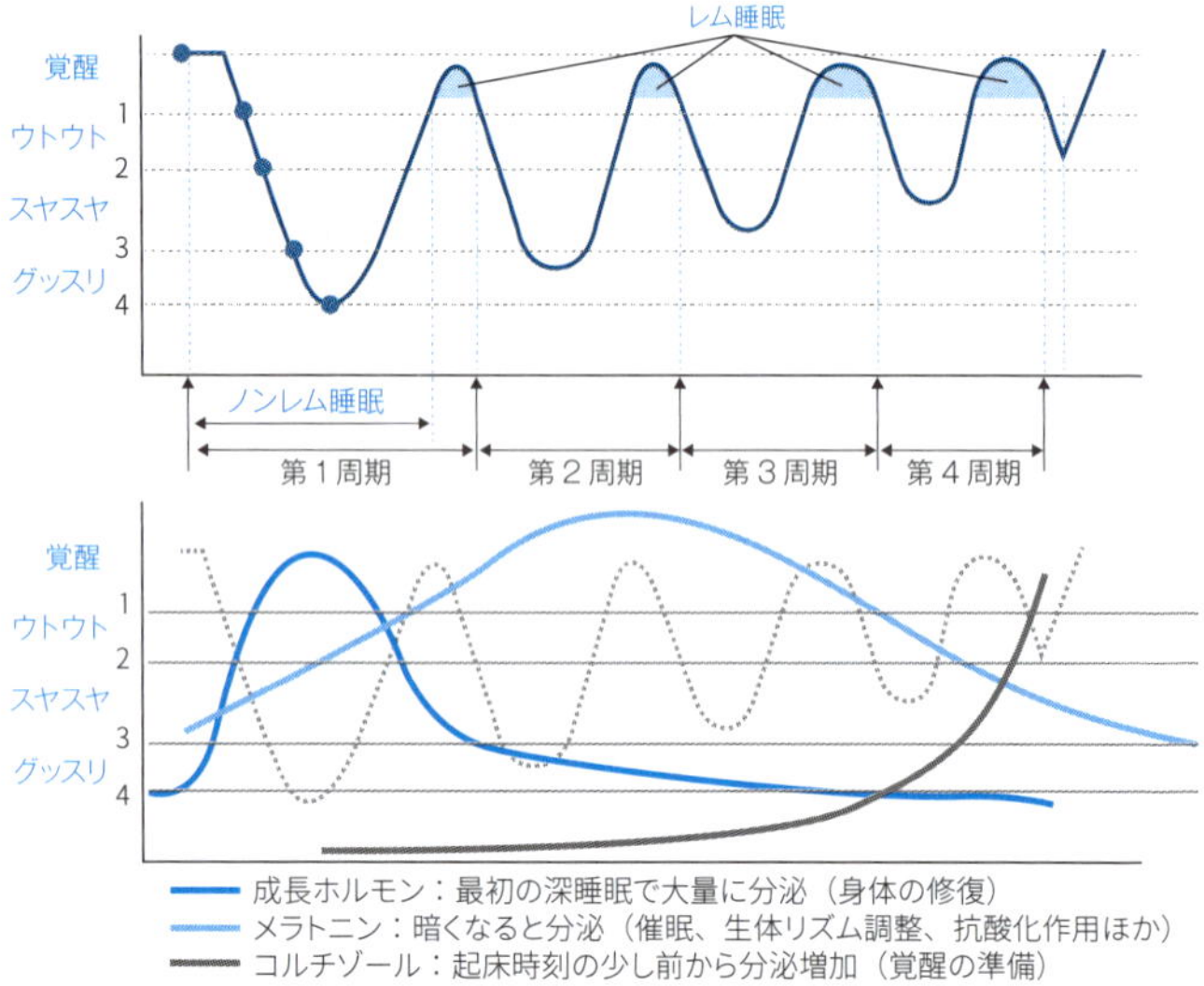

■レム睡眠とノンレム睡眠

出典：『快適な眠りのための睡眠習慣セルフチェックノート』（林光緒・宮崎総一郎・松浦倫子著、全日本病院出版会）

くいっていない可能性があります。

「じゃあどうすればいいの？」ということなのですが、取り組むことはふたつです。

第1に睡眠負債を減らす対策をとること、第2に1サイクルめの睡眠をとにかく深くするようにこだわること、この2点を実践することで解決に向かいます。

睡眠のパフォーマンスを上げ、睡眠中の回復をスピーディに行い、仕事のパフォーマンスも上げる。そのためにはまずは測定をして、自分の「現在地」を認識することからスタートしてください。

命にかかわるサイレント・キラーとは

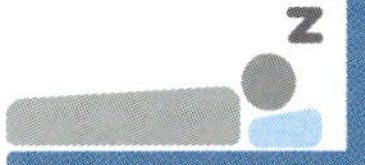

睡眠のパフォーマンスを上げるために睡眠負債を解消しようと、いろいろ対策はしたけれど、あまりよくならないという人がごくまれにいます。

その場合は、いびきをはじめとした「睡眠呼吸障害」や「睡眠時無呼吸症候群」を疑ってみてください。いびきは軽く見られがちなのですが「**サイレント・キラー**（姿を現さない暗殺者）」とも呼ばれていて、がんや狭心症など命にかかわる病気のリスクを高めてしまうこともあります。

「睡眠時無呼吸症候群」という病名が世間に知られるキッカケになったのは、２００３年の山陽新幹線居眠り運転事故や、２０１２年の高速ツアーバスの関越自動車道交通事故です。運転中に急激な眠気に襲われた運転手が事故を起こしたことから、国土交通省ではドライバーに呼吸症候群検査や早期発見のための検査を行うという対策をとっています。

しかしながら逆にいえば、ドライバー業以外の人は無呼吸症候群の検査を受ける機会は一般的になく、まず自分が無呼吸症候群ではないかと気づき、病院を予約し、検査入院をし（病院によっては在宅検査もあります）、そして診断結果を知る、というフローを自発的に起こさない限りありません。

私のセミナーに参加したことがきっかけで初めて自分の激しいいびきに気づき、検査入院を予約しようとしたら半年待ちといわれた受講生もいるので、なかなか早期発見、早期対策がしにくいのが現状です。

「いびきや無呼吸症候群は、お相撲さんや太っている人がなるものだ」というイメージをもたれがちですが、私のセミナーにくる受講生を見る限りは、明らかに太っているという人は3割程度です。

いびき・無呼吸症候群の原因は多岐にわたり、たとえば歯並びや骨格が原因であったり、扁桃腺が大きいこと、また鼻炎から口呼吸になっていることが原因であったりします。本当の原因は睡眠外来で検査をしないとわからないので、気になる人は病院での検査をおすすめします。

痩せているからいびきとは無縁だと思っていた小柄で細身の人が、ひとり暮らしをしていたときは気づかなかったけれど、友達とルームシェアを始めたら「睡眠中に1分近く呼吸が止まっているから検査したほうがいいよ！」と指摘され、あわてて睡眠外来にかけこんだら「無呼吸症候群」だったという例もあります。

今は「いびき録音アプリ」もあります。簡易的ですが、スマートフォンを使っている人はアプリストアで「いびき」で検索をして、アプリをダウンロードしてチェックしてみるのもよいでしょう。

「疲れたときやお酒を飲んだときにだけいびきをかく」くらいであれば心配するほどではありませんが、毎日いびきをかく、呼吸停止が起こっているなどの症状がある場合は、すみやかに睡眠外来を受診されたほうがいいでしょう。

睡眠時無呼吸症候群は、放置すると「8年以内に40％近い人が死亡する」というデータもある恐ろしい状態ですので、そのままではいけません。

これらを実践して睡眠負債を解消し、睡眠パフォーマンスを上げる環境を整えていきましょう。

COLUMN ❶ 眠気におそわれたとき、どうする？

仕事中や車の運転中、どうしても眠気におそわれてウトウトしてしまう……こんなときはどうしたらいいのでしょうか？

1　耳をひっぱる

まず、右手で左耳をぎゅっと握ってみてください。①耳たぶを下にひっぱる、②耳の上の部分を上にひっぱる、③耳の端の部分を外側にひっぱる。

次に、左手で右耳をぎゅっと握ってみてください。①耳たぶを下にひっぱる、②耳の上の部分を上にひっぱる、③耳の端の部分を外側にひっぱる。

耳には神経が集まっているので、これを3回繰り返すと自然と身体がポカポカして活動モードになり、目が覚めやすくなります。手しか使わないので、会議中でもこっそりできます。

2　たくさん水を飲む

眠いときは、酸素が不足して血流が悪くなっている場合が多いようです。可能な環境であれば、たくさん水を飲んでたくさん排出してください。

3　硬いものを食べる

煎餅などの硬くてバリバリしたものを噛んで食べてください。歯から脳にほどよい刺激が伝わって、目が覚めやすくなります。

これらは対処療法ですので、日頃から睡眠負債の解消などに気をつけてくださいね。

2
睡眠の真実を知れば人生が変わる

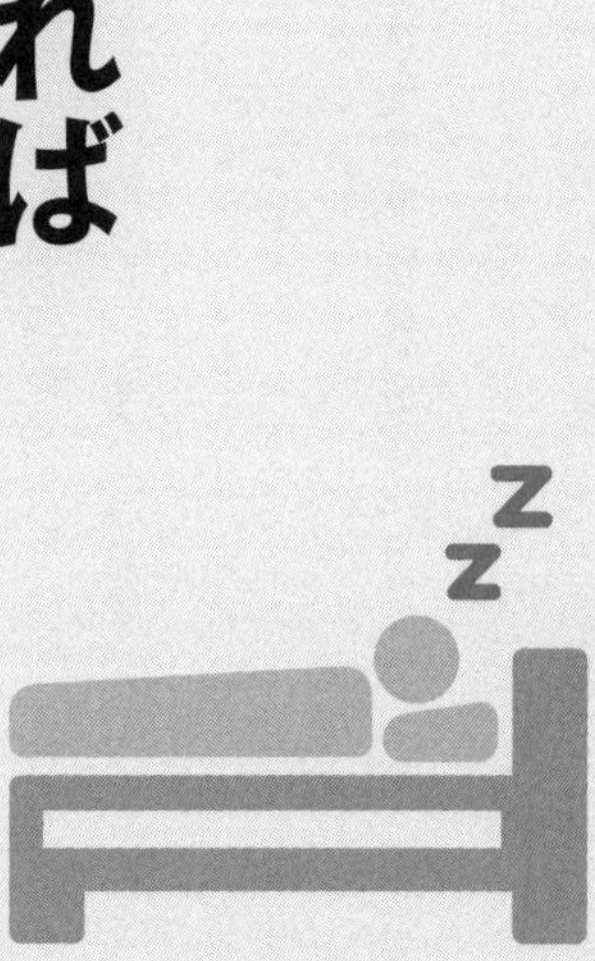

睡眠のゴールデンタイムは22時〜2時ではない

「お肌のためには、22時までに寝ましょう！」

男性は聞いたことがないかもしれませんが、女性なら一度は聞いたことがあるフレーズではないでしょうか。22時〜2時がお肌のゴールデンタイムだから、22時までに眠ると肌トラブルが少なく、若々しくいられる、という話です。

私が以前エステティシャン養成スクールに通っていたときも（睡眠の専門家になる前はネイリストやエステティシャンなどの美容サロン業をしていました）、「お客様に22時に寝るように指導しなさい」と教えられました。

じつはこれ、ある面では正しく、別な面では間違ってもいるのです。どういうことか解説する前に、なぜ世の女性は「22時に眠るとお肌によい」と認識しているのかを解説します。

寝ている間に身体の修復・回復が行われることはすでに理解していただいていると思い

ますが、女性なら毎日気にしている「肌」も寝ている間に修復され、よい状態に導かれます。美肌に導いてくれる「成長ホルモン」には、細胞の増殖や代謝を促進させる働きがあります。美肌だけでなく、骨密度を高めたり、脂肪を減らすといった働きもあるので、美容・健康意識の高い人にとっては見逃せないホルモンです。

実際に美容外科では成長ホルモンを注射で投与することによる「若返り治療」があるくらいです。その成長ホルモンがたくさん分泌される「ゴールデンタイム」が22時〜2時だから、その時間にしっかり睡眠をとりましょうという理論なのです。

「雑誌に22時〜2時は寝るべきだと書いてあったから、何としても22時に眠るように頑張っています！」という女性は多いでしょうが、じつは成長ホルモンの分泌で大事なのは、「何時〜何時」と決められた時間ではないということです。決まった時間に分泌されるのではなく、**「成長ホルモンは寝始めの最初の90分〜3時間の間の深い睡眠中（ノンレム睡眠）に多く分泌される」**ことが近年の研究で明らかになっています。

つまり、23時に寝る人は、寝始めにきちんと深く眠れていれば、23時すぎから成長ホルモンは分泌されますし、24時に寝る人は24時すぎから成長ホルモンが分泌されます。逆に、22時に眠入ったとしても、浅い眠りであれば、あまり分泌されないのです。

「ゴールデンタイムを逃してはいけない！　寝なければ！」というプレッシャーがあれば、身体は力んでしまい、その結果、浅い眠りになってしまいます。22時に寝ようと24時に寝ようと、浅い眠りでは成長ホルモンの分泌は減ってしまうのです。

余談ですが、私のセミナーに来られる方の中でも特に女性で多いのが「……ねばならない」という考えが強い真面目な方です。仕事中だけでなく、プライベートの時間、睡眠についても「……ねばならない」と呪縛にかかったように頑なで、ホッとする時間が不足しているのです。それでは首も肩もガチガチに凝ってしまい、睡眠も余計に悪くなってしまいます。得たい結果のために有用なものであれば取り入れればいいですし、「ちょっとくらい雑でもいいや」くらいのマインドでいいのです。

リラックスした状態で深く眠る

↓

しっかり成長ホルモンが分泌される

↓
美肌効果・脂肪燃焼
↓
若々しく綺麗でいられる

成長ホルモンの分泌から見た睡眠はこのような流れであり、じつはそれほど就寝時間とあまり関係がありません。ただ、誤解してほしくないのは、「就寝時間は何時でもよい」というわけではないことです。どんなに遅くても午前3時までには眠るようにしないと体内時計が狂ってしまいます。

人は生まれもって「朝型」「夜型」が決まっている

今あなたが当たり前のように日々送っている生活スタイル、もしかしたら、あなたを苦しめる原因になっているかもしれません。

どういうことかというと、睡眠に関して人は大きく分けて「朝型」「中間型」「夜型」の3タイプがあり、そのタイプに合わない生活をしていると、身体的にも精神的にも不調になるのです。

「あなたは朝型ですか？　夜型ですか？」と聞くと、多くの人は「なんとなく、夜かな？」といった曖昧な回答になります。そう、あまりわかっていないのです。

じつは、この「朝型」「中間型」「夜型」というのは「個体差」であり、身長の高い人と低い人がいるような差であり、50%ほどが遺伝で決まっているといわれており、後天的にもそれほど変わらないそうです。

●朝型なのに夜勤の仕事を選んでしまう
●夜型なのに早朝出社の仕事を選んでしまう

といったミスマッチだと、「なんだかよくわからないけどだるい」というふうに身体はサインを出します。

思えば私自身も、会社員時代は6時半起きの9時出社が苦痛で、会社から徒歩5分の場所にわざわざ引っ越したくらい、早起き・朝の活動は身体にとっても精神的にも大きなストレスでした。後に睡眠学を学び、自分のタイプを診断したら「中間型に近い朝型」でした。「やっぱりそうだったか！」と合点がいきました。

今の私は、決まった職場もなくスマートフォンとパソコンがあれば仕事が成り立つ生活スタイルなので、何時に起きるのもどこに行くのも自分で選択できます。「中間型に近い朝型」という自分のタイプを知ったので、「朝10時前はアポイントを入れない」という今の働き方は、自分のタイプに合わせたものです。

しかし、ほとんどの人は自分のタイプを知る機会がなく、なんとなく「早寝・早起きがいいんだろうな」という〝世間の常識〟の中で生きています。

もし、夜型タイプの人が自分のタイプに気づかず、朝早く出勤する仕事だとしたら……

早い時間にスッキリ起きられないのが普通なのに、

「朝が苦手で、朝の仕事に身が入らない自分は社会不適合者なのではないか」

「自分の身体はどこかおかしいんじゃないか」

「朝起きられないなんて、気合が足りないんじゃないか」

と、自己評価を下げているかもしれません。

早起きできない人は「だらしない」「自己管理ができていない」と見られがちですが、先天的に夜型の人も数％いるわけですから、一律で何が正しい、ということはないのです。

早朝出勤の会社に勤めたけれど、遅刻ばっかりしてしまい、自信を失って自分を社会不適合だと責めてしまっている人は、よくよく調べてみれば、ただ単に夜型だった、というだけのことかもしれません。

朝型か夜型かは5分ほどの質問に答えることでわかります（国立精神・神経医療センター　精神保健研究所精神生理研究部「睡眠に関するセルフチェック」http://www.sleepmed.jp/q/meq/meq_form.php）。ぜひ、このサイトから自分が朝型か夜型かを調べてみてください。

朝型夜型質問紙（問 1 ～問 19 の質問に答えると判定してくれる）

問 1

あなたの体調が最高と思われる生活リズムだけを考えて下さい。そのうえで、1日のスケジュールを本当に思い通りに組むことができるとしたら、あなたは何時に起きますか。

0 時　0 分

問 2

あなたの体調が最高と思われる生活リズムだけを考えて下さい。そのうえで、夜のすごし方を本当に思い通りに計画できるとしたら、あなたは何時に寝ますか。

0 時　0 分

問 3

朝、ある特定の時刻に起きなければならないとき、どの程度目覚し時計に頼りますか。

○ まったく頼らない
○ あまり頼らない
○ わりに頼る
○ たいへん頼る

問 4

ふだんあなたは、朝、目が覚めてから容易に起きることができますか。

○ まったく容易でない
○ あまり容易でない
○ わりに容易である
○ たいへん容易である

問 5

ふだん、起床後30分間の目覚めぐあいは、どの程度ですか。

○ まったく目覚めていない
○ あまり目覚めていない
○ わりに目覚めている
○ たいへん目覚めている

問 6

ふだん、起床後30分間の食欲は、どの程度ですか。

○ まったく食欲がない
○ あまり食欲がない
○ わりに食欲がある
○ たいへん食欲がある

※以下、問19まで続く。

COPYRIGHT (C) 2012-2014 DEPARTMENT OF PSYCHOPHYSIOLOGY, NIMH, NCNP. ALL RIGHTS RESERVED.

出典：「睡眠に関するセルフチェック」国立精神・神経医療センター 精神保健研究所精神生理研究部（http://www.sleepmed.jp/q/meq/meq_form.php）

あわせて知ってほしいのが、「朝型」「夜型」にかかわらず、体内時計が最大2時間前後、後ろにズレやすい時期があるのです。それは、思春期～20歳頃の間です。

アメリカやヨーロッパでは、「この期間はこの時期の体内時計に合わせた生活をしよう！」ということで、学校の始業時間を遅らせる「Start School Later」を実施している例もあります。

２０１４年には、アメリカ小児科学会（ＡＡＰ）が中学・高校の始業時間を8時半以降にする声明を出し、ジュディス・アワーズ（Judith Owens）医学博士は、「そうすることで、睡眠覚醒周期が最大2時間後にシフトし始める青年期の生物学的睡眠リズムに学校のスケジュールを合わせることになり、肥満や鬱のリスク低下、成績や生活の質の向上につながる」と述べています。

（Let Them Sleep : AA PRecommnends Delaying Start Times of Middle and HighSchools to Combat Teen Sleep Deprivation, American Academy of pediatrics, 8/25/2014）

学校や会社の始業時間を変えるというのはハードルが高いと思われますが、そもそも中学～大学生ぐらいの年齢の若者はだいたい早起きが苦手です。こういう場合は、朝起きられないのを責めるのではなく、「体内時計がずれる年頃だから」と理解されるように認知を広める必要があるのです。

「早寝早起きが素晴らしい！」

「早起きができない人はだらしない人だ！」

もし、こういう認識があるのであれば、今日を機にこの考えは手放してください。

起床にどの時間がよいとか悪いとかは強要すべきものではなく、早起きが合う人もいれば遅い時間のほうが合う人もいる。1人ひとりにとってのベストを知ることが、ベストパフォーマンスを発揮することにつながるのです。

電車の中で寝るからいつまでも出世できない

セミナーに参加している人に「睡眠時間は何時間とっていますか？」と聞くと、「ベッドで4時間、電車で1時間、合計5時間です！」と当たり前のように答えてくることがあります。

まあ、たしかに電車の中で寝ている人は多いですね。だからといって、電車の中で寝ている時間とベッドの中で寝ている時間を同じようにカウントするのは、間違っていることが容易に想像つくでしょう。

「睡眠が時間とパフォーマンスの掛け算で決まる」という公式を思い出してください。公共の場という意識があり、揺れたり、まわりに人もいる電車の中で、自分の荷物を持ちながら、パフォーマンスの高い睡眠ができるでしょうか？

そんな状況でよい睡眠をとることができるとしたら、それはある種のプロかもしれません（笑）。余談ですが、セミナーの受講生で、仕事が激務すぎて、電車の中で立ちながら眠る技をマスターされた人がいたのですが、その後、無理がたたり大病を患ってしまいました。**電車の中で睡眠がとれるほどの寝不足は、いろいろな意味でリスクがあります。**

睡眠時間は、1日の中でトータル何時間とればいい、というものではないのです。じつはこの電車で眠るという行為は、かなり危険なのです。財布を盗まれそう……という危険もありますが、そうではなく、睡眠のパフォーマンスを落とす危険性がある、という意味で危険なのです。

理由はふたつあります。

ひとつめは、**夜の睡眠の質が悪くなる**ことです。

特に帰りの電車で寝てしまうと、いざ帰宅してベッドで眠ろうとしても、なかなか寝つきにくくなります。また、寝たとしても長く眠れなくなるので、脳の老廃物排除活動など、睡眠中にしかできない活動が遮られてしまうのです。

ふたつめは、そもそも**公共の場で眠れてしまうほど睡眠負債が溜まっているサイン**だ、ということです。

本来、電車の中の空間は眠る場所ではないので、無意識に緊張が生まれているはずなのです。無意識の緊張は脳を覚醒に導きますが、その緊張・覚醒をも凌駕するほど睡眠欲求が高まっているという事実。身体が「寝てくれ！」と悲鳴を上げている状態なので、その悲鳴に気づき、原因を取り除かなければなりません。

では、なぜ日本人は電車で眠ってしまうのでしょうか。

●通勤時間が長い

●睡眠負債が溜まっている

主にこのふたつだと思います。

たとえば首都圏の通勤時間については、企業が集中している都心の家賃が高い事情からあまりコントロールできない要素ですが、夜の睡眠が多少足りなくても通勤中の電車で寝てカバーすればいいや！　とはならないことを知ってください。

座りながら眠っても、椅子から落ちる人はほとんどいないことからわかるように（始発にいる酔っぱらいくらいですね）、座っている間も抗重力筋は使われていますから、その状態では眠りに入ったとしても浅い眠りにしかなりません。

よほど夜の睡眠が不足している人であれば、少しでも休みを欲する緊急事態の中では寝ないよりはマシかもしれません。また、眠らせようとする力には素直に従ったほうがいいのですが、**電車での浅い居眠りでは睡眠負債の解消にはなりません。**

睡眠専門医として知られる三島和夫氏（国立精神・神経医療研究センター精神保健研究所）によると、身体にはサーカディアンリズムと呼ばれる周期があり、身体はすべて24時間周期のメカニズムで動いているといいます。したがって、睡眠は1日合計で何時間取ればいいというものではなく、たとえば1日に3回ずつ睡眠を取るというのは、1日を3分割した8時間周期で生活することになり、本来の周期とまったく合わない生活になるといいます。

ちなみに、三島和夫氏の研究グループは、世界で初めて睡眠・覚醒リズム障害の発症に体内時計周期の異常が関連していると発表しました（2012年8月）。

夜の睡眠の時間とパフォーマンスがよければ、電車で眠るということは自然となくなるはずです。意識を変えて、電車で眠らないことが当たり前、という方向にシフトしていくのが健全でしょう。

眠たくなるまで布団に入らない

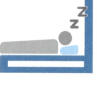

私が見てきた睡眠のパフォーマンスが悪い人に共通する特徴に「真面目で努力家」という点があります。

なぜ真面目で努力家だと睡眠のパフォーマンスが落ちてしまうのか――

それは、睡眠のパフォーマンスが悪い原因を「自分の至らなさ」と認識してしまい、「眠れるよう努力する」という方向で考えてしまうからです。それでは何の解決にもならないどころか、睡眠の悪さを余計にこじらせてしまうのです。

脳は、努力をしようとすればするほど活動性が高まります。つまり、覚醒するのです。

「今日も眠れないかもしれない」

「明日は絶対に遅刻してはいけない日だ」

「早く寝なければ」

と一生懸命に眠ろうとして、ますます眠れなくなり、さらに努力しようとする、という悪循環に陥ります。

それが習慣化してしまうと、脳は「布団＝眠る以外のことをする場所」と認識してしまい、ますます「眠るモード」から遠ざかります。

それでは、そういう状態になってしまった人は何をすべきでしょうか。

まずはリラックスです。

この本に書いていることをシンプルに実践してください。

- 睡眠負債を減らすことに注力する
- 睡眠ホルモンを増やすことをする
- 覚醒物質を減らすことをする

の3つです。

次は「眠たくなるまで布団に入らない」ということです。

「布団に入らないと眠たくならないよ～」といわれてしまいそうですが、大丈夫です。照明を暗くして、リラックスモードに入れば、布団の外でも眠気はきます。

認知行動療法の観点からすると、「布団に入ったのに眠れなかった」という失敗体験が積み重なると、脳は「布団＝眠る場所」という認識から、「布団＝眠れなくて苦しい思いをする場所」と認識してしまい、ますます眠りから遠ざかります。

眠くなってから布団に入ることで「布団＝眠る場所」という認識に書き換えることでスムーズによい睡眠に入ることができます。これは、実際に睡眠障害の治療でも使われる認知行動療法の考えです。

「努力よりも正しい選択が勝る」とはよくいわれますが、睡眠においてもそうなのです。

まずはできることからひとつずつ取り組んでいきましょう。

最高の結果を出す昼寝にはふたつの条件がある

「ランチの後、眠くなるんだよねぇ……」

「昼寝をしたほうが午後の仕事効率がよくなるってテレビでいってたし、思い切って昼寝をしよう！」

こんな具合に昼寝をする人が年々増えているとニュースになっていました。昼寝をすると午後の仕事効率がよくなる、というのは2016年頃からテレビやメディアでもいわれるようになってきました。

でもこの昼寝、その仕方によっては「毒にも薬にもなる」取扱注意なのです。

じつは「良い昼寝の仕方」と「悪い昼寝の仕方」があるって知っていましたか？

良い昼寝の仕方を実践していると、頭をスッキリさせ、午後の仕事の効率を上げてくれます。反対に、悪い昼寝の仕方を実践してしまうと、頭がぼーっとしてしまったり、最悪の場合、アルツハイマーや死亡危険率を上げてしまう、ということが明らかになっています。もしこのリスクを知らずに、毎日悪い昼寝をしているとしたら……昼寝のたびに死に近づくことになり、とてもこわいですね。

どのような昼寝が良いのか悪いのか、先に「悪い昼寝」のリスクから解説します。

「悪い昼寝をするとアルツハイマーや病気のリスクが高まる」

ということですが、この傾向は特に高齢であればあるほど高まります。

アメリカ・カリフォルニア大学サンフランシスコ校の研究者らの調査によると、65歳以上の高齢男性2751人を対象に行われた昼寝と健康状態の研究のなかで、1日当たりの累積昼寝時間の内訳は、次のとおりでした。

- 30分未満　1061人
- 30〜59分　795人
- 60〜119分　642人
- 120分以上　253人

これらのグループごとに健康状態を比較したところ、120分以上の長時間昼寝グループは、他のグループと比べて平均年齢やBMIなどが高く、冠動脈疾患や高血圧、糖尿病などの併存疾患を有する割合も高かった、ということです。

昼寝時間30分未満のグループを基準として、昼寝時間別の各グループにおける12年後（12年も追跡された研究チームの皆様に感謝！）の認知症の発症リスクについて調べたところ、昼寝時間30分未満のグループと比べた認知症の発症リスクは、

- 30～59分のグループ　17％
- 60～119分のグループ　30％
- 120分以上のグループ　80％

という結果になったのです。

つまり、昼寝時間の長さに比例して認知症の発症リスクが高まることがわかりました。

2時間の昼寝はなかなか現実的ではないかもしれませんが、30分以上から認知症のリスクが高まっているのは驚きです。

そして、この結果は、年齢やBMI、喫煙状況や併存疾患などを考慮しても変わらなかったとのことでした。つまり、主として昼寝の時間だけでかなりの影響があるということです。

あくまで「高齢」の「男性」に絞った研究ですが、昼寝時間が将来の認知症の発症を予

測する可能性があるとの見解を示し、そのメカニズムの解明を含めたさらなる研究の必要性を強調した、と発表されていました。

長い昼寝が心筋梗塞や認知症の原因になるのではなく、そのような病気を発症する身体状況にある人では、体力低下や疲労感などから長い昼寝をとる傾向があるのではないか、すなわち病気の早期兆候ではないか、とも考えられますし、日頃よほど睡眠不足で、溜まった睡眠負債を解消しようと長い昼寝になっているのではないか、ということも予測できますが、どちらの視点からも見るのがよいのではないかと思います。

(http://genki-bit.com/textbook/post-674/)

次に、この話もふまえて「良い昼寝の仕方」を解説します。

NASA(アメリカ航空宇宙局)でも昼寝の研究は進められており、クルーにコックピットで平均26分の仮眠をとらせたところ、彼らの能力が「睡眠前に比べて34%も向上した」という研究結果も発表されているので、昼寝にパフォーマンスを上げる働きがあることは確かです。

あなたがもし、仕事でも最高の結果を出し、かつプライベートも充実させる時間と体力が必要なのであれば、良い昼寝の効果は見逃せませんね。

良い昼寝のふたつの条件はこれです。

❶ 昼寝は15時までに済ます

❷ 30分以内に留める

❶の「昼寝を15時までに済まさなければいけない」理由としては、体内時計がズレてしまうからです。

体内時計がズレることで、夜の寝つきに支障をきたしたり、睡眠のパフォーマンスを低下させたり、翌朝にスッキリ起きられなかったりするおそれが出てきます。

❷の「30分以内に留める」に関しては、先ほどの研究結果から読み取れる病気のリスクもありますが、30分以上眠ると「深い睡眠」の段階に入ってしまうため、これまた体内時計がズレてしまうのです。夜の睡眠に支障が出たり、昼寝の後に頭が働かず、かえってぼーっとしてしまいます。

ちなみに、**人間は13時~15時の間に午前中フルに使った脳を休ませようと、眠くなる周**

期がやってきます。体温の変動もあり、自然と眠たくなるものです。

たとえば、パソコンを長時間使用すると、本体が熱くなってきて、処理スピードが落ちますね。そうなったら一度シャットダウンして休ませてあげるのです。人間の脳もそれと同じで、頭のスイッチを切ることで、オーバーヒート状態を防止してくれているのです。昼寝はパソコンでいう、スリープモードといったところでしょうか。

「そうはいっても、私の職場ではとても昼寝なんてできる雰囲気ではありません！」

という声も当然いただきます。

その場合は、昼寝までできなくても、**目を閉じて椅子でだらりと休んでいるだけでも効果がありますの**で、ぜひ試してみてください。

脳に入る情報のうち、その75％は目から入る情報です。特に現代では目から脳に入る情報量が膨大で、外を歩けば看板だらけですし、仕事でパソコンやスマホを使用することも多く、家にいればテレビです。

酷使している目を閉じることで視覚を遮断してあげるだけでも、脳を休ませる効果は十分あります。

そのやり方はとっても簡単です！

身体をしめつけるもの（指輪・ベルト・時計など）を外し、そっと目を閉じて、身体の力を抜いて、ゆっくりお腹で呼吸してみましょう。その際に意識をどこか遠い場所に持っていきましょう。

綺麗な景色や大草原、滝、海など、自然を連想させるものがよいと思います。

5分でも実践すれば副交感神経が優位に働き出すので、リラックスした状態に切り替えることができます。気分を切り替えるために、リラックス効果のあるアロマを活用してみるのもいいかもしれません。

目を瞑るだけでしたらどこでもできると思いますので、ぜひ実践してみてください。午後の仕事の入り方、作業の効率が格段に高まることを体感できるでしょう。

ただし、昼寝をする前にちょっと考えてほしいことがあります。

ここまで本書を読んでくださっているあなたならうすうす気づいているかもしれませんが……そもそも、夜の睡眠が時間もバッチリ、パフォーマンスも高くとれていたら、昼に寝ようと思ってもそう簡単に眠れない、ということです。

もし「昼寝をしよう！」と思ってすぐに眠りに入れたとしたら、まず夜の睡眠のパフォーマンス低下によって睡眠負債が解消できていないのではないか、ということに目を向けてみてください。

睡眠負債がすでに多量に溜まっている人は、そのまま放置すると大変です。積極的に昼寝を導入するといいと思いますが、昼寝で負債を帳消しにできるわけではありませんし、昼寝に頼ってしまうのも「ちょっと違うな」と思います。

夜の睡眠のパフォーマンスを上げる取り組みを最大限にしたうえで、必要であれば昼寝を導入する、というのが本来の順番です。

睡眠コンサルタントに依頼するのが早道

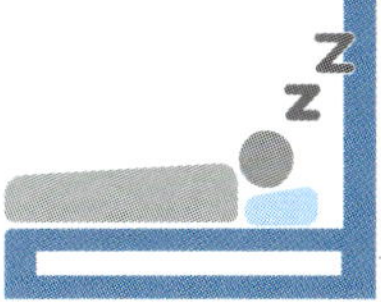

もしあなたが、最高のパフォーマンスを手に入れ、仕事もプライベートも充実させたいのであれば、何よりも先にこだわらなければいけないのが睡眠のパフォーマンスを高めること、であることは理解していただけたと思います。

そして、睡眠にはパフォーマンスの差があり、短時間でもしっかり回復できる睡眠と、長時間眠っても全然疲れがとれない睡眠があることも理解していただけたと思います。

そこで、あなた自身が睡眠のパフォーマンスを上げ、無理がある「ショートスリーパー」でなく、「ハイパフォーマンススリーパー」として過ごすために具体的に何を実践するのかについて解説します。

多くの睡眠に関する問題は「知らない」ことによって起きているわけですから、こういった知識を「知っている」だけでもあなたの人生にとっては大きな意味があります。

次にあなたがすべきことは、「実践する」ことです。これまで紹介してきた対策のすべてではないにしろ、1日ひとつでもいい、できることから実践して自分のものにし、睡眠のパフォーマンスを上げられれば、今までとは違う新しい世界が待っていることでしょう。

睡眠のパフォーマンスが上がれば

↓

寝ている間の修復・回復スピードが早まり

↓

身体も脳も最高のパフォーマンスが発揮でき

↓

仕事もプライベートも、よい結果を得ることができるしかし、多くの場合ここで大きな壁が出現します。

いざ実践しようとすると、

●正しい選択ができない

●モチベーションが続かない

●そもそも自分の現状を知らないから対策が的外れ

これらの壁で、実践できなくなってしまう人が多いのです。

そこで、せっかく知ったハイパフォーマンス睡眠を最短・最速で叶えるためには、**これらの壁をどう乗り越えていくかをサポートしてくれる専門家、つまり「睡眠コーチ」「睡眠コンサルタント」をつけることが効果的**です。

たとえば、ダイエットしたければダイエットトレーナーをつける、料理がうまくなりたければ料理の先生に学ぶ、英語がうまくなりたければ英語の先生のレッスンを受ける、といったように、何事も早く確実に目標に到達したい人は専門家に依頼します。

ダイエットであれば、専門機器で体重や体脂肪など身体の状態を測定し、日々の食事を管理し、適切なトレーニングを提案する、といったことがなされます。英語であれば、スピーキング・ライティング・ヒアリング等の項目ごとに現状と目標にあったカリキュラムが組まれます。こういった一人ひとりに適したメニューと到達までの道筋があると、目標達成スピードがグンと上がるものなのです。

睡眠においても同じです。**睡眠のパフォーマンスを上げたければ、「睡眠の先生をつける」というのが最短かつ最善のルート**です。

具体的には、企業や個人に専門の睡眠コンサルタントを派遣し、専門の機器や適切なグッズを使ったり、日々睡眠の状況を測定し、定期的に適切なアドバイスを受ける、といったサービスがあります。

私の会社もそのようなサービスを展開していますが、グッズひとつにしても世界中から何十個もの候補から吟味して個々人に合ったものを提供しているので、個人が自己流で調べてよいグッズを使って結果が出るかといえば……それはかなり遠回りになると思います。

最短かつ最高の結果を手に入れたければ、専門家のサポートを受ける。これがよりよい実践方法の第一歩です。

仕事を17時に終わらせるハイパフォーマンス

「疲れにくくなった」
「時間に余裕ができるようになった」
「気持ちも前向きになり、何かにチャレンジしてみたくなった」
「昔からやろうと思ってできていなかったことがどんどん叶った」
「寝て終わっていた休日が、家族との絆を深められる時間に変わった」

これらはすべて、私のもとで睡眠のパフォーマンスを上げることに成功した卒業生の言葉です。

彼らは昔ひどい睡眠障害で、楽しみや目標など見失いかけていたところから、わずかな希望をたどり、３か月で自分の理想の状態を叶えたのです。

年間３０００人にセミナーを通して睡眠のパフォーマンスを上げる方法を伝授し、直接コンサルティングをした全員にパフォーマンスアップを実現させた私が断言できるのは、「今あなたがやりたいと思っていることは、睡眠のパフォーマンスが上がれば全部叶います！」ということです。

なぜなら、ハイパフォーマンス睡眠は、「睡眠だけ」がよくなるプログラムでなく、それを通して、

- 集中力が高まり、仕事の効率が上がる
- 今までバテていた時間にバテなくなる
- 思考がクリエイティブになる
- 前向きな気持ちで、モチベーションが湧き上がる
- 新しいことに挑戦したくなる

こんな効果を期待できるプログラムだからなのです。

あなたは、もし今の寝不足で疲れて何もしたくない日常から、残業の必要がないほどのスピードで仕事が終わり、心と時間に余裕ができたら何をしたいですか？

資格の勉強をする、副業をする、家族との時間を増やす、習い事に通う、新しい趣味を増やす……時間と体力があればできること、たくさんありますね！

今まで時間と体力があればやりたいと思っていたこと、これを機に挑戦してみませんか。やりたいことをリストアップしてみましょう！

よく「睡眠は人生の3分の1だから大事だよね」といわれるのですが、その考えだけだともったいないと思うのです。

なぜなら、残りの3分の2である起きている時間にも睡眠は多大な影響を及ぼしているからです。8時間の寝ている時間＋16時間の起きている時間――つまり、**睡眠のパフォーマンスが影響するのは24時間すべて**なのです。

睡眠のパフォーマンス＝人生のパフォーマンスといっても過言ではありません。

パフォーマンスが高まれば、高い集中力とスッキリ回転する頭で次々と叶えたいことが浮かんでくるはずです。あなたが送りたい人生をすぐに手に入れてください。

COLUMN 2 結局、何時間眠ればいいの？

歴史上の人物には、短い睡眠時間でもパフォーマンスが高い人が多いようです。では、いったい自分は何時間眠れば大丈夫なのだろうか？

何百回も聞かれてきた質問ですが、残念ながらこれに対する明確な答えはありません。なぜなら、人種、育った地域や環境、年齢、遺伝、生活スタイルなどによって必要な睡眠時間は違ってくるからです。

また、歴史上の偉人は私たちとは環境が大きく違います。現代人で同じ環境にあったとしても、電子機器にふれている時間が違えば、その影響によっても必要な睡眠時間は違ってきます。

先天的に長眠の人、短眠の人がいますが、それは1％未満といわれています。

重要なのは、人と比べてどうかではなく、自分自身が日中に眠気がなく、健康を維持できているかどうかということです。

統計上、一番病気のリスクが少ない睡眠時間は7時間半程度といわれています。今は忙しくて睡眠時間を確保できていない人も、パフォーマンスを上げながら生活を整え、適切な睡眠時間を確保できるように調整していきましょう。

3

ハイパフォーマンス睡眠ですべての問題を解決する

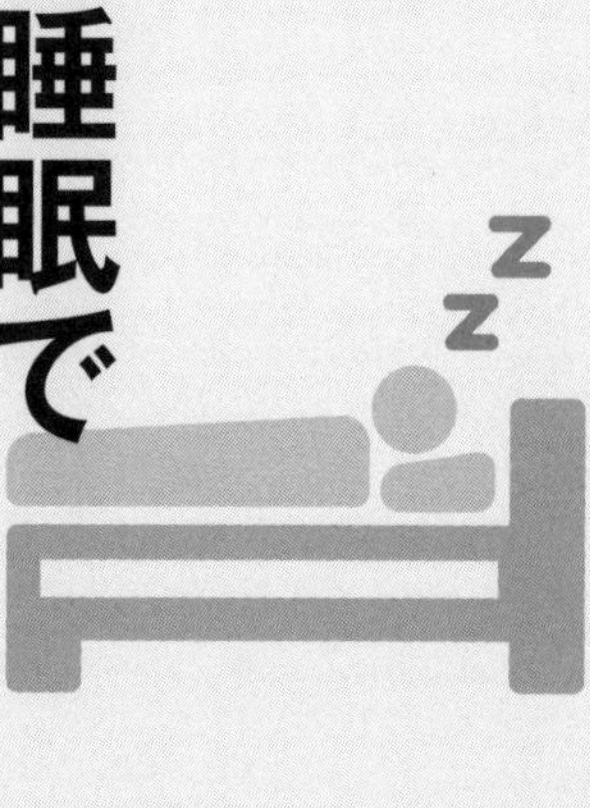

睡眠負債が睡眠のパフォーマンスを悪化させる

ちょっと想像してみてください。

「朝がスッキリ起きられない」

「日中眠くて仕事に集中できない」

「起きてから1時間は頭がボーっとする」

「午前中は眠くて仕事にならない」

あなたが会社に出社したときに、部下がこんな状態だったら……

あなたが取引先を訪問したときに、担当者がこんな状態だったら……

あなたの会社に営業にきたビジネスパーソンがこんな状態だったら……

気持ちよく働き、よい結果を出せそうでしょうか？

即答でNOですね。

じつは、睡眠の相談を日々受ける中で、一番多く相談されるのがこういったことです。20〜30代で特に男性に多い相談内容です。

じつはこれ、その人の気合が足りないわけでも、その人がだらしないわけでもなく「睡眠負債」が原因なのです。

あなたがもし、日中眠気があって仕事に集中できないといったことになったら、まず何をしますか？

●目覚ましガムやドリンクを飲んで目を覚ます
●トイレに行って手を洗って目を覚ます
●外の空気を吸って目を覚ます
●ボールペンで手足をつついて目を覚ます

こんな対策が多いのではないでしょうか。私自身も寝不足OL時代は仕事中に寝ないように、自分で頬を叩いて眠気を覚ましていたものです。

当然ですが、「やってくる眠気を覚ます」ということを延々と繰り返しても、モグラ叩きのように、眠気が出てきては潰す、というキリがない戦いになってしまいます。**日中の眠気や集中力の低下も、朝に頭がスッキリしないのも、睡眠負債が大きな原因**です。

睡眠負債という言葉は、2017年に「ユーキャン新語・流行語大賞」のトップ10に選ばれました。「寝不足の蓄積が借金のように利息が増えていく」という意味で提唱されたのですが、ただの「寝不足」という以上に、蓄積してふくらんでいくようなニュアンスを含んでいます。

そしてここで使われる「寝不足」とは、時間の不足だけでなくパフォーマンスの不足も含まれます。この睡眠負債が足かせのようにあなたの睡眠のパフォーマンスを下げ、さらに負債がふくらみ、睡眠のパフォーマンスを悪くする最大の要因なのです。

そして、**1人当たりの睡眠負債が世界最大級の国が日本なのです。**

世界的なシンクタンクであるアメリカのランド研究所が睡眠負債による経済損失を発表した2016年のレポートによると、**日本は睡眠負債によって年間15兆円（1**

ワースト順位	GDPに占める割合	金額（年間）
1　日本	2.92%	1,380億ドル（約15兆円）
2　アメリカ	2,28%	4,111億ドル
3　イギリス	1.85%	500億ドル
4　ドイツ	1.56%	600億ドル
5　カナダ	1.35%	214億ドル

■睡眠不足による経済損失

出典：アメリカのシンクタンク、ランド研究所調査による（2016年11月）
（http://www.rand.org/pubs/research_reports/RR1791.html）

ドル110円計算）の経済損失を生み出しており、GDPに占める割合が約3％と、調査が行われた国の中で最も高かったことがNHKスペシャルで特集され、さまざまなメディアで話題になりました。

日本が世界的に見て、睡眠を疎かにし、大きな損失を生み出し続けていることが明らかになったのです。

睡眠のパフォーマンスを上げる要素はたくさんありますが、それらを取り入れようとする前に、まず睡眠負債を解消するほうが先決です。

なぜなら、睡眠負債とは、まさに「足かせ」のような存在だからです。足かせをつけたままジャンプしようとしても高くは飛べませんし、普通の生活をしていても疲れてしまいます。この**睡眠負債を最短・最速で解消することが睡眠のパフォーマンスを上げる1つめの鍵**です。

本章では、あなたの朝の辛さや日中の眠気を引き起こす原因となる睡眠負債の解消の仕方、そして睡眠負債が溜まらないようにするための生活習慣の工夫の仕方について解説していきます。

眠気は覚ますものではなく、コントロールするもの

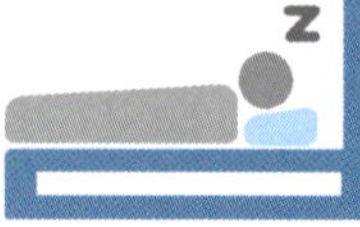

どんな物事でもそうですが、正しい現状認識が大切です。正しい位置を把握することです。孫子の兵法の最大の極意は「敵を知り己を知れば、百戦して危うからず」でしょう。もしあなたがベストな仕事の成果、最高の健康状態、素晴らしい人間関係を構築したいとするなら、最初に睡眠負債について「知る」ことが必要です。

睡眠負債とは一言でいうと「寝不足の蓄積」なのですが、「寝不足」という言葉は主観的で抽象的なので、このままでは正しい対策ができません。

8時間眠っているのに、日中は耐え難いほどの眠気で仕事の効率を落としてしまっている人、3時間の睡眠でも仕事のパフォーマンスを維持できている人がいます。つまり、睡眠の時間の問題ではないのです。

第1章で、睡眠は「時間」と「パフォーマンス」の掛け算で決まるといいました。

3時間睡眠で、パフォーマンスが10点なら30点
8時間睡眠で、パフォーマンスが10点なら80点
3時間睡眠で、パフォーマンスが80点なら240点
8時間睡眠で、パフォーマンスが80点なら640点

睡眠負債について考えるうえでの「寝不足」とは、時間の不足だけでなく、パフォーマンスの低下も含まれることをまず理解しなければいけません。「昨日はいつもより1時間睡眠時間が短かったから、明日は1時間長く眠れば睡眠負債をチャラにできる！」という考えで寝不足を繰り返していたら、睡眠の負債は大きくなる一方です。

睡眠はその時間も大切ですが、「毎日8時間眠っているのに日中の眠気が辛いです」という人は少なくありません。睡眠の時間を確保しているのに、睡眠中の回復・充電作業がしっかり行われないのは、睡眠のパフォーマンスが低下しているからなのです。そして「負債」という言葉のとおり、放っておいたら時間とともに増えていくのが睡眠負債の特徴です。そして、寝不足の生活習慣が積み重なり、気づいたら脳も身体も思うようにならない「睡眠の借金地獄」にはまってしまうのです。

自分では気づかない睡眠負債の蓄積からくるパフォーマンスの低下に着目し、正しい対策をすることこそ睡眠負債対策の要であり、ハイパフォーマンス睡眠をもたらす大きな柱のひとつなのです。

「私は毎日しっかり寝ているから睡眠負債なんて関係ないわ！」という人も多いのですが、睡眠負債がまったくない人なんてこの世界にはほとんど、というかまったくといっていいほどいないと思います。睡眠負債はどんな人にも大なり小なり積もって溜まっているものなのです。ずっと負債が多い人もいれば、忙しくて寝不足な時期に負債が多くなり、時間に余裕がある時期に少なくなるというふうに調整している人もいます。

日本は世界一睡眠偏差値が低いといわれていますから、日本の睡眠の常識は世界では低水準だと思ったほうがよいでしょう。**大切なのは自分の睡眠負債がどれくらい溜まっているかを認識し、睡眠負債とうまく付き合うということ**なのです。

睡眠負債に興味を持ってもらうために、睡眠負債チェックリストをつくりましたので、当てはまるものがあるかどうかチェックしてみてください。

□ 寝つきは5分以内である

□朝スッキリ起きられず、もっと寝ていたいのに……と思いながら目覚める
□午前中は集中力が低く、仕事や家事がはかどらない
□電車で座れたらうたた寝をしてしまう
□休みの日は予定がなければ2時間以上長く寝てしまう
□風邪などをひきやすく、治りにくくなっている
□会議中に眠気と闘っている
□ソファなどで気づいたら寝ていることが週2回以上ある
□眠気覚ましグッズやカフェイン飲料が手放せない
□年間3キロ以上体重が増えている

2つ以上当てはまる項目があれば、あなたは自分の睡眠負債と向き合わないといけないタイミングがきているのかもしれません。

5つ以上当てはまる人は、早急に対策が必要です！

7つ以上当てはまる……そんなあなたは、睡眠のパフォーマンスを上げるのも大事ですが、早急に仕事を調整して休む時間を確保しないと大変なことになりますよ！

寝る前の行動ですべてが決まる

睡眠負債を解消し、睡眠のパフォーマンスを上げるには、「寝る前の行動」がひとつのポイントになります。

熟睡し、睡眠負債を解消するためには、**「心身ともにリラックスした状態」で眠りに入ることが重要**です。寝る前に心身ともにリラックスができていれば、身体は眠ることに集中でき、高いパフォーマンスで眠ることができます。そして睡眠負債は溜まりにくい状態になります。

逆に、心身ともに緊張した状態であれば、低いパフォーマンスの睡眠で眠ることになり、身体は眠ることに集中できず、眠っている間の身体の修復・回復も進みません。

睡眠負債が溜まるのか消えるのかのポイントは「リラックス」です。

❶リラックスをうながす行動を取り入れる

睡眠負債を解消することにより……集中する時間を増やしたい。集中できる時間が増えることで仕事で大きな成果をあげたい。起きた瞬間から脳がクリアになり、朝から騒ぐ子どもたちに、父親として、母親として余裕をもってイライラせずに接してあげたい。

そう思っているのなら、あなたが知らなければならないことは、

睡眠中もリラックスしなければならないということです。

睡眠中にリラックスをする？　そもそも眠れているんだから、リラックスできているでしょ？　と思いますが、実際に私の所に相談にくるほぼすべての人は、睡眠中にリラックスすることができていません。

「歯を食いしばったまま寝ています」

「手をぎゅっと力を入れて寝ているのか、朝起きたら手のひらに爪の跡が……」

という相談が多く寄せられるのです。心当たりのある人もいるのではないでしょうか。

では、睡眠中にリラックスするとは、どんな状態のことをいうのでしょうか。そして、睡眠中のリラックスは、どのようにすればできるのかについてお伝えしましょう。

まず、睡眠中にリラックスしているかしていないかは、どういうことでわかるのか――

それは「呼吸の深さ」で判断することができます。

なぜなら、そもそも「リラックスしている状態」とは、私たちの自律神経が副交感神経優位になっている状態のことを指します。副交感神経が優位になると、私たちの身体は「筋肉や神経を落ち着かせて、血管が拡張する状態」になります。つまり、身体から力が抜けて緩んでいる状態なので、歯を食いしばったり、手をぎゅっと握るなど力が入ることはありません。身体に力が入っていない状態なので、肺など呼吸にかかわる臓器を筋肉が締めつけることがなく、呼吸は大きく深いものになります。

では、睡眠時の呼吸を深くするために、私たちはどんなことができるのでしょうか。

まず簡単にできるのが、次の4つのことです。

- 日頃から姿勢をよくする
- 深呼吸をする
- 軽いストレッチをする
- 入浴する（就寝60～90分前にぬるめのお湯に浸かる）

いずれも手軽にできるリラックス方法ですが、なかでも睡眠のパフォーマンスが高い人が取り組んでいる**最もシンプルなリラックス法の代表は「呼吸」**です。

私が直接見てきた睡眠のパフォーマンスが悪い人は、例外なく呼吸が浅く、睡眠のパフォーマンスが高い人は例外なく呼吸が深いのです。呼吸の浅い・深いは起きているときだけでなく、眠っているときも含みます。

姿勢を整えることもストレッチに取り組むことも、じつは呼吸を整えるという目的が大きいのです。呼吸はリラックスの中でもかなり大きなウエイトを占めます。

アメリカの健康医学研究者で統合医療を提唱しているアンドリュー・ワイル（Andrew Weil, M.D.）氏は「**不適切な呼吸は不健康の原因である。もしひとつだけ健康への秘訣を挙げるなら、それは正しい呼吸法を学ぶことである。これはシンプルなだけでなく、とても強力な秘訣である**」といっています。呼吸は睡眠だけでなく健康に大きな影響を与えるのです。

人間は酸素なしでは生存できません。呼吸によって外界から体内に取り入れる酸素は、赤血球のヘモグロビンによって血中に取り入れられ、血流を通じて無数の細胞に分配され、生体のエネルギー物質であるアデノシン三リン酸（ATP＝Adenosine Triphos Phate）を産生する働きがあります。

つまり、呼吸が浅いとエネルギーの生成が弱まり、睡眠のパフォーマンスも下がります。呼吸が深いとエネルギー生成が高まり、睡眠のパフォーマンスも上がります。

ここで気をつけてほしいのは、**寝室の空気が汚い（ダニ・ホコリ・ハウスダストなどによる）と無意識に呼吸が浅くなる**ということです。

じつは私自身ハウスダストアレルギーを持っているので、人一倍ハウスダストには気を使っているのですが、ダニ・ホコリ・ハウスダストは、アレルギーの人でなくても身体の反応は〝異物〟として入れないようにしますし、体外に除去しようとしますから、余計にエネルギーを消費してしまいます。本来、睡眠中は身体を回復、メンテナンスさせ、細胞の修復にエネルギーを使いたいのに、異物の排除にエネルギーを奪われては睡眠のパフォーマンスは下がってしまいます。

寝室に空気清浄機を置き、定期的に換気をするようにしてみましょう。無意識に深い呼吸を手に入れられます。

ちなみに、お酒は飲んでいるときにはリラックスできますが、体内のアルコールを分解するときにアセトアルデヒドという有害な物質がつくられるので、それによって覚醒作用が起こり、結果的にはリラックスにならないといわれています。

嗜好として適度なアルコールは必要ですが、**寝つけない人が眠るためにアルコールを飲むという、いわゆる「寝酒」をしていると、利尿ホルモンの抑制などによって眠りが浅くなり、その結果どんどん睡眠負債が溜まり、さらに睡眠のパフォーマンスが落ちるという負のサイクルに入ってしまいます。**

お酒を飲むなら、分解の時間から逆算して就寝3〜4時間前には飲み終えるようにしてください。また、お酒と一緒に揚げ物や炭水化物を摂ってしまうと、消化のエネルギーも必要になってくるので、ますます睡眠パフォーマンスが下がってしまいます。

睡眠負債を解消するためには、心身ともに、そして臓器も休めてから眠りに入る意識を持ってください。

眠るときにリラックスできていないということの対処法として、医学博士の米山公啓氏は「日常に変化を取り入れることで、働き脳とリラックス脳を切り替えやすい状態をつくることがコツ」といっています。(https://woman-type.jp/wt/feature/423)

要は、**日常の中で「緊張」と「緩和」の変化があることが大事**だということです。ずっと仕事モードとかずっとリラックスモードでいるのではなく、メリハリをつけてあげることで、脳のスイッチを意図的に切り替えられるようにしましょう。

脳の疲労を回復させるためには、普段やらないことに挑戦してみたり、いつも行かない場所に行ってみたりするなど、日常生活に意識的に〝変化〟を取り入れていくことも効果的です。

「遠くに旅行に行きなさい」というような非日常ではなく、たとえば、いつも食事を外食やコンビニ弁当で済ませてしまうという人なら、たまに時間をかけて自炊をしてみることが変化になります。

また、いつも同じ道を通って学校や会社に行くのではなく、たまに遠回りでも知らない道を通ってみることもひとつの変化になります。休日も家の中でまったりゴロゴロしてばかりでは、身体の疲れは解消できても脳の疲れは解消できません。

今、睡眠時間をしっかりとっていても疲れが取れないという人は、行動が職場と家の往復だけになっているのではないでしょうか？　日常生活がマンネリになっていませんか？

自分の日常の当たり前を崩すということは、脳にとっても健康の観点から見てもとても大切なことなのです。ぜひ、日常にひとつでも変化を取り入れてください。

❷身体のリラックスを阻害する行動を避ける

リラックスに必要な行動を取り入れるのと同時に、リラックスを阻害する「刺激」を遠ざけることが大切です。

- ロックなど興奮するような音楽を聴く
- 激しい運動をする
- 炭水化物や揚げ物や肉類など、消化に負担と時間がかかるものを摂取する
- 寝る前にランニングや筋肉トレーニングをする
- 就寝2時間前までにコンビニやスーパーなどで強い光を浴びる
- 就寝1時間前までにデジタル機器にさわる（特に動画やゲームなど動きを目で追うもの）

といったことが「刺激」にあたります。

「仕事が忙しく、夜しか運動をする時間がない」「健康のためには運動をしなければ」と、**夜な夜なトレーニング・ジムやフィットネスクラブに通う人もいますが、睡眠の質を下げてしまっては本末転倒、健康には逆効果**になってしまいます。

もちろん、運動によって得られるメリットもありますが、睡眠のパフォーマンスが下が

るデメリットのほうが大きい場合もあります。夜の運動は注意が必要です。

また、喫煙はリラックスのひとつの方法と思われがちですが、睡眠にはかなり悪影響です。喫煙者は「喫煙すると頭がスッキリする」「喫煙すると気持ちが落ち着く」といいますが、**タバコに含まれるニコチンには鎮静作用と覚醒作用の両方があります。この両極端の作用のうち、強いのが覚醒作用**なのです。

喫煙者と非喫煙者を比べた研究によると、喫煙者は浅い睡眠（レム睡眠）が24％多く、深い睡眠（ノンレム睡眠）が14％少ないことがわかりました。また、**喫煙者のほうが睡眠時無呼吸症候群になるリスクが2・5倍高い**ということもわかっています。
※『睡眠習慣セルフチェックノート』（林光緒・宮崎総一郎・松浦倫子著　全日本病院出版会）参照。
飲酒と同じで、一時的にリラックスできても、その後に覚醒が待っています。どちらも睡眠には悪影響を及ぼす要素になるので、できるだけ排除することをおすすめします。

睡眠負債を解消し、睡眠のパフォーマンスを上げるためには、リラックスする行動をして、リラックスを阻害する要因を排除してください。

ハイパフォーマンス睡眠は「朝食」から生まれる

ハイパフォーマンス睡眠を実現するために次に重要なことは、「睡眠ホルモン」を身体の中でつくることです。

睡眠ホルモンが適切な時間に適切なだけ分泌されることによって、私たちの身体は「眠るモード」に向かって働き出します。睡眠ホルモンをしっかりつくることは、睡眠のパフォーマンスを上げるには必須ですし、睡眠ホルモンが減ってしまってはどんどん「眠るモード」から遠ざかり、睡眠のパフォーマンスが悪くなってしまいます。

睡眠ホルモンの代表格は脳の松果体から分泌される「メラトニン」と呼ばれるものです。いくら私たちが「よし、寝よう！」と思ったとしても、睡眠ホルモンが身体の中で十分につくられていなければ、パフォーマンスのよい睡眠はとれないということです。

また、メラトニンはよい睡眠をうながすだけでなく、強い抗酸化作用があるといわれているので、寝ている間に細胞の新陳代謝をうながし、疲労回復、ストレス解消を促進する働きもあります。

東京医科歯科大学の服部淳彦教授が行った実験によると、マウスやラットの飲み水にメラトニンを入れておくと、寿命がなんと1・2倍伸びたとのことでした。しかも、同じ月齢のマウスに比べて毛並みがつやつやしていて、免疫機能が高かったということが報告され、メラトニンは「アンチエイジングホルモン」として注目されるようになりました。このほかにも、ぼけ防止やがん予防効果などの作用が認められ、メラトニンはアメリカでは「抗老化ホルモン」として一気にブームになりました。

睡眠ホルモンであるメラトニンが適切に分泌されないと、身体が「眠るモード」にならないので、

- 寝つきが悪くなる
- 眠ったとしても熟睡できない
- 朝もスッキリ起きられない

こういった状態になり、その結果、

- 疲れがとれない

●老けやすくなる
●ぼけやすくなる
といった症状が起こるのです。
逆に睡眠ホルモンがしっかりつくられることで
●毎日スムーズに寝つけるようになる
●疲れを翌日に引きずらない回復力を手に入れることができる
●熟睡感を体感することができ、毎朝スッキリ爽快な気分で目覚められる
このような状態にすることができます。

つまり、私たちが日頃無意識に使っている「睡眠の質」は、「睡眠ホルモンがどれだけ身体の中でつくられているかどうか」が大きく影響しているということになります。

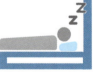

睡眠の質は10歳から低下している

睡眠の質を左右し、疲労回復効果やアンチエイジング効果があるメラトニンですが、ひとつ問題があります。じつは、この睡眠ホルモン、メラトニンの生成はある年齢をピークに、それ以降は下がっていくのです。

たとえば、歳を重ねて高齢になってくると、

「なんだか寝つきが悪くなった」

「夜中に2回も3回も目が覚めてしまう」

こういった不眠症状や時差ボケに悩む人が多くなってくるのですが、これがなぜ起こるのかというと、メラトニンの分泌量が減少しているからです。では、このメラトニンの分泌は何歳を境に下り坂になるのでしょうか。ちょっと考えてみてください。

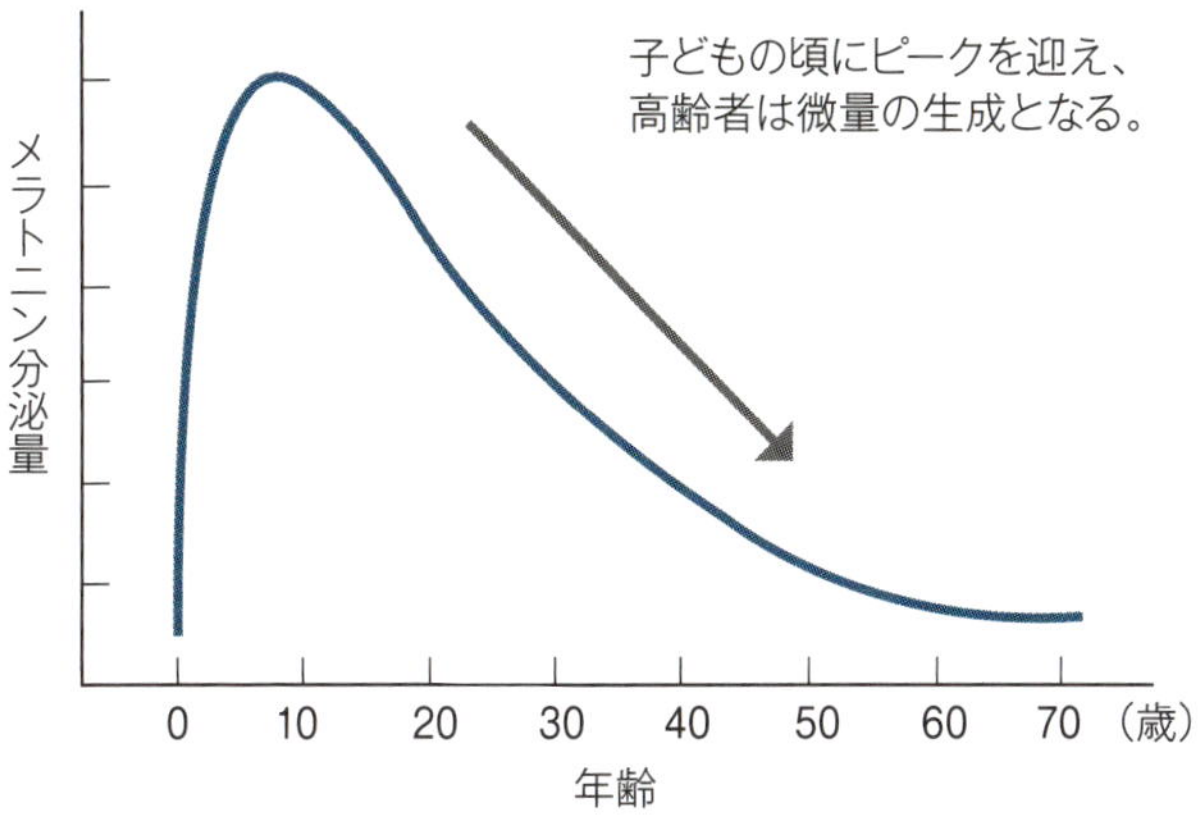

■メラトニンの分泌
出典：『抗加齢医学入門 第２版』（米井嘉一著、慶應義塾大学出版会）

正解は、なんと10歳です。

これが事実なのです。

子どもの頃は何時間寝てもよく眠れたものですが、だんだん長じてくると睡眠時間は自然と短くなっていきます。これはメラトニンの分泌量の減少によるものと考えられます。

ここから私がお伝えしたいのは、11歳以上の人は、日々睡眠ホルモンの分泌量が自然に減少するわけですから、「何もしなければ今日よりよい睡眠をとれる日はない」という考えを持っておくといい、ということなのです。すなわち、今の睡眠状況がどうであっても、そのままで今よりよくなることは期待できないということなのです。

だからこそ、メラトニンを補う取り組みをする必要があり、それによってパフォーマンスの高い睡眠に近づけることは可能だということです。

では、睡眠ホルモンであるメラトニンを増やす、つまり体内でつくるためには何をしたらよいのでしょうか。

このメラトニン、体内でつくられるまで少し時間がかかるという特徴があります。生成過程をさかのぼると、**夜に必要なメラトニンができるまでには14〜16時間程度の時間を要する**ことがわかっています。したがって、16時間前にメラトニンの材料として「ある栄養素」を摂取する必要があります。

16時間前といえば、たとえば24時に寝る人であれば8時、つまり朝ですね。

朝に必要な栄養素を摂取する——これがメラトニン生成の第1ステップになります。つまり、睡眠ホルモンを適切に分泌し、身体を「眠るモード」にするには、適切な朝ごはんが大事だということです。

少し専門的になりますが、メラトニンの生成は視交叉上核への光刺激に依存します。朝の強い光によって**サーカディアンリズム**（circadianrhythm　1日24時間の生活リズム）をつくり出しています。朝の食事は肝臓（末梢）のサーカディアンリズムを制御しますから、つまり朝の日光によって、（脳の）中枢時計と（各器官の）末梢時計を調整して合わせるために、朝の食事が必要となるのです。

じつはアメリカなど海外諸国では、このメラトニンはサプリメントとして購入できるのですが、日本では医薬品扱いとなっており製造販売が規制されています。もちろん、アメリカなどから個人輸入はできますが、最もよい方法は、やはり体内でつくられるようにすることです。

朝の習慣が睡眠に影響する

「寝る前に○○するといい」

「寝る前に△△してはいけない」

世間でいわれる睡眠をよくする方法のほとんどが「寝る前に○○」といった内容ですが、さきほど申し上げたとおり、睡眠のパフォーマンスの鍵はメラトニンが握っていますから、そもそも朝の時点でメラトニンの材料である栄養素が摂取できていなければ、夜に睡眠ホルモンが足りていない状態になっていると想定できます。

睡眠ホルモンが少ない、つまり身体が「眠るモード」になっていないのに、寝る前にあれこれ工夫して「眠るモード」にしようとしてもその効果は期待できません。

たしかに寝る前の一工夫も大事です。しかし、朝に正しく睡眠ホルモンの材料をセッティングして土台をつくっているからこそ、夜の工夫が効果的に働くのです。夜ぐっすり眠るための準備は朝から始まります。

私のセミナーに参加している人にリサーチしてみると、**睡眠のパフォーマンスが低いと訴える人のほとんどが朝ごはんを抜いており（もしくは朝ギリギリまで寝ていて食事をする余裕がない）、睡眠のパフォーマンスが高い人は朝ごはんを大切にしている**、という傾向が明確に見られます。

そうはいっても、「朝ごはんなんてつくる時間はないし食欲もわかないよ」という人も多いでしょう。しかし、睡眠のパフォーマンスが上がれば、自然と朝スッキリ目覚めることができるようになり、朝にゆとりが生まれるので、朝ごはんをつくれるようになるし、不思議と食欲もわくようになるものなのです。

また、いきなり朝から何品目も料理して「自炊を始める！」と意気込まなくても、栄養素を補うことで睡眠ホルモンが入ることを考えると、サプリメントで栄養素を補えれば私はよいと思います。

睡眠ホルモン生成に必要な栄養素をすべて食材から摂取しようとすると、食べきれないほどのすごいボリュームになってしまいます。無理なく習慣化するために、まずは取り入れやすいサプリメントを活用するのは賢い選択といえるでしょう。

それでは、いったいどんな栄養素やメニューなら睡眠ホルモン・メラトニンの必要な量が必要なタイミングでスムーズに分泌されるのでしょうか。

それを知るために、メラトニンがどのように体内でつくられるかという過程をたどると、2段階のステップが必要になることがわかります。

●第一段階　「トリプトファン」という栄養素を摂取する

●第二段階　トリプトファンから「セロトニン」という神経伝達物質がつくられる

睡眠のパフォーマンスを上げるために必要なメラトニンのもとはセロトニンであり、そのもとはトリプトファン、といった流れでつくられているのです。

セロトニンは、消化管運動、嘔吐、気分の調節、睡眠などさまざまな働きに関与しています。

小腸と脳にあるセロトニンですが、腸内セロトニンは腸のぜん動運動に携わるため、腸内セロトニンが不足すると便秘になります。余談ですが、私の睡眠コンサルティングプログラムを受講することで便秘が解消される人が多いのですが、それは、セロトニン量を増やしていることも関係しているから、と考えています。

一方、脳のセロトニンは睡眠・体温調節・食欲などをつかさどり、ドーパミンやアドレ

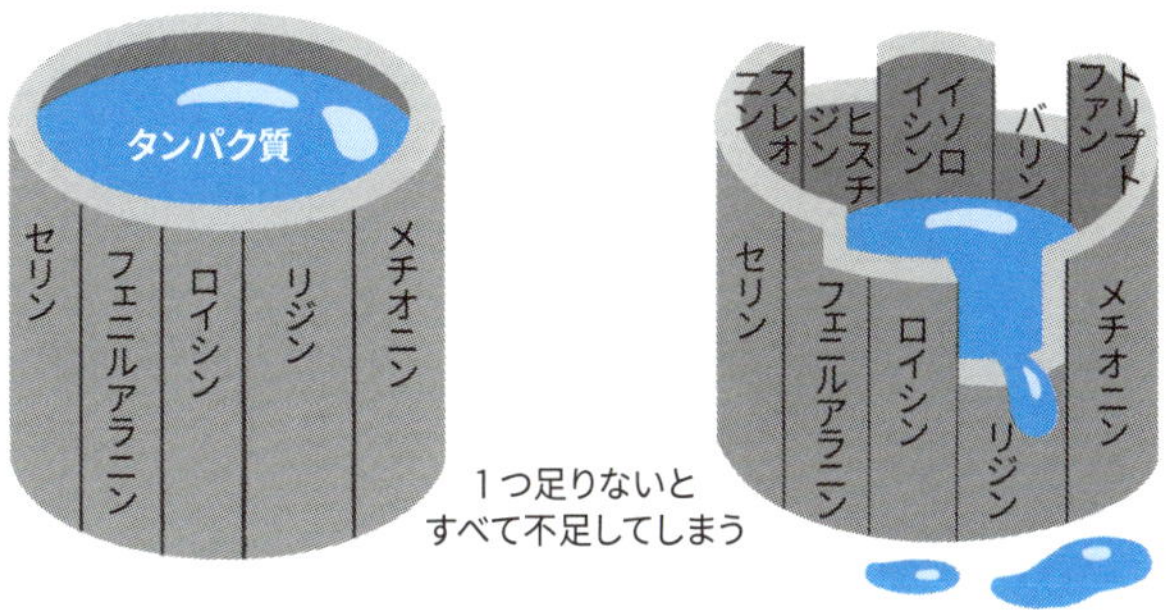

■アミノ酸桶の理論

ナリンといった感情をコントロールする働きもあります。

メラトニンを増やすために必要になる材料は「トリプトファン」という栄養素で、これは必須アミノ酸のひとつです。つまり、ハイパフォーマンスな睡眠をとるために必要な睡眠ホルモン「メラトニン」を補うためには、朝に「トリプトファン」というアミノ酸が必要ということです。

そして、トリプトファンをセロトニンにするためにサポーター的な役割で必要とされるのが「マグネシウム」と「ビタミンB_6」です。

トリプトファンは20種類あるアミノ酸のうちの1種です。アミノ酸全体の働きは、不足している必須アミノ酸のレベルにあわせて制限されてしまうので、タンパク質を摂っているつもりでも「アミノ酸は足りていなかった」となってしまうことがあります。

これは「アミノ酸桶の理論」と呼ばれていて、アミノ酸は全体的にバランスよく摂取する必要があるということです。そしてアミノ酸をバランスよく総合的に摂る必要があるように、栄養全体もセットで摂る必要があります。これらをバランスよく朝食で摂ることが、夜の快適な睡眠のための第一ステップなのです。

まとめると、睡眠ホルモンをつくるには、次の2つが栄養摂取のポイントになります。

● 朝にトリプトファン＋マグネシウム＋ビタミンB6
● ビタミン・ミネラル・アミノ酸をバランスよく摂る

食に関してはさまざまな考え方や理論があり、なかには「朝は浄化の時間だから何も食べないほうがよい」といった食養論も存在します。

民族や地域によっても違いはありますし、当然、個体差もあります。何が正しいとか間違っているとかではなく、睡眠栄養学という視点から見れば、「朝にはメラトニン生成に必要な栄養素を摂り入れること」が重要だと私は考えています。

具体的にどんな食材やメニューがいいのかは、この後の項で詳述します。また巻末でレシピを紹介しているので参考にしてください。

体内時計を整える高GI食品

朝食には、睡眠ホルモンの材料を摂取するためだけでなく、もうひとつ重要な役割があります。それは、**体内時計をセッティングする役割**です。

私たちの身体には体内時計が備わっており、それをコントロールしながら生活しています。体内時計は、大脳皮質や海馬などの脳や心臓、肺、肝臓、腎臓、皮膚などほとんどあらゆる臓器に発現し、リズムを刻んでいることが明らかになっています。2017年にはノーベル生理学・医学賞が「体内時計」に関する研究に授与（アメリカのホール博士とロスバシュ博士、ヤング博士の三氏）され、現在は体内時計と食事や運動との関係を調べる「時間生物学」が注目されています。

同じ食物を食べても、食べる時刻や速度、どんな順番で食べるかによって栄養学的効果が変わってくることが明らかになっています。そこで注目されているのが、何を、どれだけ、いつ、どのように食べるのがいいのかを考える「時間栄養学」です。
　では、睡眠のパフォーマンスを上げるための体内時計は何によって影響されるのかというと「GI値」です。GI値とはグリセミック・インデックスの略で、「血糖値の上昇指数」のことです。摂取した食品が体内で糖に変わり血糖値が上昇するスピードの数値です。GI値が高いほど血糖値は上がりやすく、低いほど血糖値が上がりにくいといわれています。

GI値の高い食品を摂る

←

体内時計が整う

←

朝にきちんと「活動モード」
夜にきちんと「眠るモード」

この流れが実現するということです。

体内時計がずれたままだと、働かなければいけない時間に「活動モード」にならず、仕事中に眠たくなってしまったりします。そして、夜眠りたいのに身体が「眠るモード」にならないから眠れない、起きたい時間に起きられない、起きても眠い、頭が痛い、ぼーっとする、食欲がないなどの不調が出てきます。

こういった**体内時計のずれを整えることで、眠るべき時間にパフォーマンスの高い状態で眠ることができ、起きるべき時間に起きることができる**のです。

それでは「体内時計」と「時間栄養学」の関係について解説します。

人間の体内時計は24・1～24・2時間（昔は25時間とされていた）といわれています。地球の自転の時間と少しずれています。

さまざまなホルモンが活動したり休んだりする影響で、夜になると眠くなり、朝になると自然に覚醒に向かうのは、体外の時間情報（通常の時刻）を必要としない、自律性のリズムである体内時計が備わっているからなのです。

食事は、栄養を摂取するためでなく、体内時計を環境に同調させる刺激としての役割も担っています。特に朝食がそうです。

体内時計のうち、中枢（脳内）時計をリセットするには、朝に光を浴びることが必要だといわれています。起きてから太陽の日差しを浴びることで中枢時計がリセットされ、新しい1日が始まるのです。

これに対して、各器官の末梢時計をリセットするには朝食が有効だとされています。しかもGI値の高い、つまり糖質を多く含む食品が末梢時計をリセットするのに有効だというこ とが、マウスを用いた研究で明らかにされています。ただ、糖（炭水化物）だけを単純に摂取すればいいわけではなく、糖とあわせてバランスのよい栄養摂取ができていることも必要です。

- 光の刺激は脳に働きかける
- 食事の摂取によるインスリンの働きで肝臓や脂肪細胞の体内時計調節に働きかける

（山口大学時間学研究所）

https://www.cell.com/cell-reports/fulltext/S2211-1247(14)00483-5

というようにそれぞれ違う役割があります。

- 朝食を摂らない　＝　身体に朝の時間を教えない

●ちょこちょこ食べる＝体内時計を混乱させる

という解釈もできます。私のセミナーに参加された人に聞いてみると、睡眠のパフォーマンスが悪いと悩んでいる人のほとんどが朝食を抜いています。朝食がハイパフォーマンス睡眠にとって重要な働きをしていることがわかります。

では、体内時計を整えてくれる朝ごはんには、いったいどんな食材を選べばいいのでしょうか。それは「GI値の高い食材」です。

昨今の健康ブームやダイエットブームでは、この「高GI食品」が悪者扱いされている風潮があります。GI値が高いと血糖値が上がりやすく、インスリンの分泌を増やしてしまい、太りやすく身体に悪い影響が出やすい、という理由からです。

マスメディアでは「低GI食品」が健康によいと紹介され、「血糖値の吸収を穏やかにする」サプリメントやドリンクがよく売れています。

しかし、「糖＝悪者」というわけではなく、糖は糖で必要な役割があります。身体に必要不可欠なエネルギー源であり、細胞を守る役割もあります。そして睡眠のパフォーマンスを上げるにあたって、糖が担っているのが「ずれた体内時計を調整してくれる」という役割なのです。

つまり、睡眠栄養学的にいえば、**朝の高GI食品は体内時計の調整をしてくれるという大切な役割を担っている**のです。

糖尿病や糖尿病予備群の人にとって高GI食は好ましくないものですが、一日中高GI食を食べる必要はありませんし、たくさん摂取しなくてもよいのです。朝は高GIの食品でまず体内時計のズレを調整してから1日を始める、それが夜の睡眠のパフォーマンスによい影響を及ぼすようになるのです。

また、マグロ、小麦、米など、特定の食材でも体内時計のズレが調整できる、ということも明らかになってきています。今後、時間栄養学の研究が進めば、体内時計を整えて睡眠のパフォーマンスを上げる食材が次々と明らかになってくるでしょう。

朝食はこれだけを食べればいい

睡眠のパフォーマンスを上げるために必要な栄養素についてお話してきましたが、考え方はわかったけれど、「具体的に何を食べればいいの？」という疑問にお答えするために、朝食に適した主な食材を紹介します。

まず、睡眠ホルモンの生成に必要な栄養素として、次の3つが挙げられます。

- ビタミン
- ミネラル
- タンパク質

その中でも、特に次の2つが重要です。

- トリプトファン
- ビタミンB6

■トリプトファンが豊富な食材一覧

大豆食品（豆腐・納豆・味噌・豆乳など）
乳製品（牛乳・ヨーグルト・チーズなど）
鶏卵・魚卵（タラコなど）
ナッツ類（アーモンド・クルミなど）
ゴマ
はちみつ
バナナ
白米
魚類
肉類

■ビタミンB_6が豊富な食材

魚類（サケ・サンマ・イワシ・マグロ・サバ・カツオなど）
ニンニク

牛レバー
鶏肉
ゴマ

■時間栄養学的に朝食によいもの
魚（特にマグロの脂）
小麦・米

※タンパク質は動物性よりも植物性を優先してください。その理由は、動物性タンパク質の過剰はさまざまな疾病のリスクを高めるからです。

睡眠学的観点からの大切な栄養を含み、時間栄養学的にもよいとされるのは、日本の伝統的な朝食（ごはん、味噌汁、魚、納豆、卵焼きなど）です。パン派であれば、野菜サラダ＋ツナサンド＋スムージーなどがよいでしょう。

巻末に、自宅にある食材でつくることができる7つの朝食レシピを掲載しています。参考にしてください。

睡眠ホルモンは太陽がつくっている

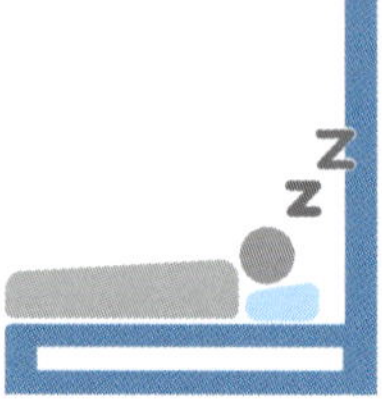

「よし！　今朝から朝食をバッチリ摂って、睡眠ホルモンをつくるぞ！」

と、意気込んだあなた、ちょっと待ってください。

じつは、朝にトリプトファンなどの栄養をセッティングして完璧な朝ごはんを食べれば、夜に良質な睡眠がとれるかというと、そうではありません。もうひとつ必要な工程があります。

それは「光」です。朝に摂った栄養は、日中光を浴びることでセロトニンに変わり、夜間にメラトニンに変わります。

つまり、必要な栄養をいくらしっかり摂取したとしても、一日中暗闇のような場所にいたら体内時計も乱れてしまいますし、睡眠ホルモンはなかなか生成されないのです。

現代人の生活様式は屋内で過ごすことが多いので、どうしても光が不足してしまいがちです。近代化が進むにつれて睡眠障害が増えるといわれる理由も、そのほとんどは栄養と光の不足によるものだと私は考えています。

私の受講生に、見習いの若手美容師さんがいました。

彼の職場は体育会系で、新人は早く出社して当たり前！　先輩を見送ってから帰れ！という社風でした。そんな職場ですから休みもほとんどなかったそうです。

新人期間は修行の期間だといわれていた彼は、いわれたとおりに誰よりも早く出社し、朝の掃除から1日を始め、先輩たちを見送ってから最後の掃除をして帰る、という生活を送っていました。

しかも残念なことに、彼の職場は地下のお店だったのです。つまり、太陽の光を浴びることがほとんどない生活でした。そんな生活が1～2か月続いた頃、彼は睡眠障害になって朝起きられなくなり、仕事をクビになってしまいました。

そして私のセミナーに参加し、「栄養と光が大事だ！」を素直に受けとめ、その対処法を実行したところ、若かったこともあって1か月程度ですっかり元気になり、今では路面店という太陽の光を浴びられる環境で好きな美容師の仕事を頑張っています。

これはひとつの例ですが、睡眠ホルモンの生成にも体内時計のセッティングにも光は必

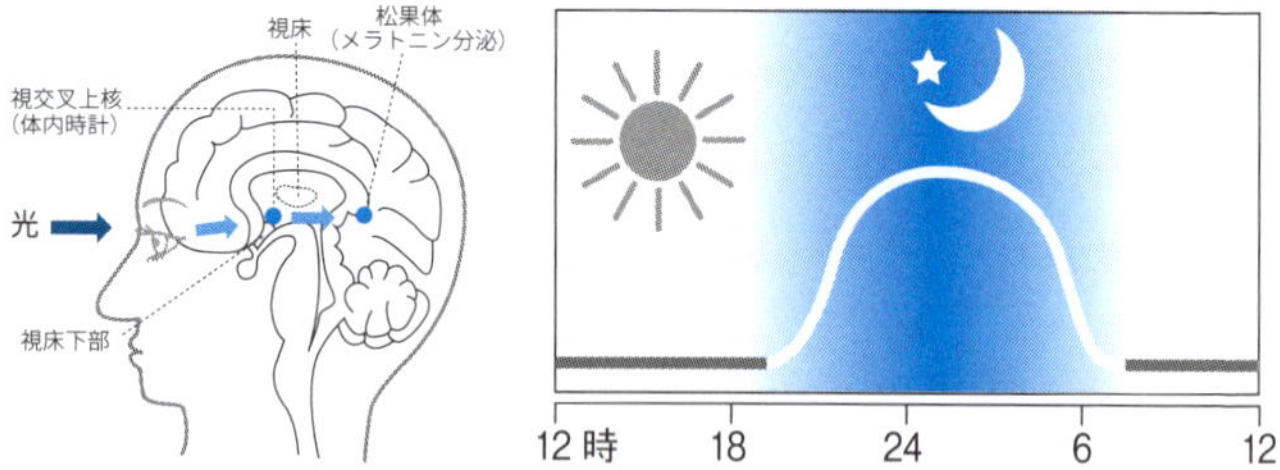

■体内時計と睡眠のリズム、メラトニンの分泌リズム

目から光が入ると信号が脳の視床下部にある視交叉上核に伝わり、体内時計をリセット。その情報が脳の奥にある松果体に行き、約14時間後にメラトニンが分泌されて眠くなる。

出典：『快適な眠りのための睡眠習慣セルフチェックノート』（林光緒・宮崎総一郎・松浦倫子著、全日本病院出版会）

須ですし、人間は自然の中で生きていますから、睡眠以外の面でも、光は必ず必要なものなのです。地下で働いている人だけでなく、デパートの中など自然光が入らない環境で働いている人、1日中パソコンや電子機器と向かい合う人も要注意です。

直射日光であれば、目安として60〜90分が必要だといわれています。オフィスワーカーはなかなか難しいと思いますが、お昼休みにちょっと外に出るか出ないかでも身体の反応は変わってきます。

栄養と光でしっかり睡眠ホルモンをつくり、そして体内時計も乱れないようセッティングすることで、睡眠のパフォーマンスを上げていきましょう！

太陽の光が睡眠に影響する理由

太陽光には、睡眠ホルモンの生成、体内時計の調整の他に、重要な役割が5つあります。

❶ビタミンDが増えて免疫力がアップする

紫外線を浴びるとビタミンDが合成されます。この生理作用によってカルシウムの恒常性を調整し、骨の正常な発達と維持、がん細胞の増殖の低下、かぜやインフルエンザなどの感染症を防ぐための免疫力向上、糖尿病予防、筋肉の強度を高めるなどの効果があることが報告されています。

❷気分を安定させるセロトニンが生成される

太陽の光を浴びると、セロトニンが体内で分泌されます。セロトニンは、ドーパミンやノルアドレナリンなど感情に関する情報を管理し、整える働きをします。

セロトニンは不眠やうつ病の人に不足しがちだとされていて、そのため、うつ病の治療や予防には、太陽の光を浴びることがよいとされています。日常的に気分の安定をもたらしてくれます。

❸体内時計を整える

日光に当たることで、交感神経が刺激されて脳が覚醒します。これもセロトニンが大きくかかわっているのですが、脳内でセロトニンが自律神経に働きかけ、夜更かしなどをしてズレてしまった体内時計を修正してくれるといわれています。

❹アンチエイジングをサポートする

太陽の光によってビタミンDが生成されることで、新しい肌細胞が生まれます。その結果、肌荒れが改善したり、くすみを解消したりするなど、アンチエイジングのサポートをしてくれます。

❺血圧を下げる

紫外線は血中の一酸化窒素値に影響することがわかっています。肌が紫外線を浴びると一酸化窒素が増え、血管が拡張して、血圧が下がります。これにより、高血圧による脳卒中や心臓病などの予防につながります。

世界的に見ると、ハンガリーや北欧のフィンランド、スウェーデン、ノルウェーなど日照時間が短く、寒い地域ほど不眠やうつ、自殺者が多く、ヨーロッパでも南方のイタリアや赤道に近いブラジルなど温暖な国はこれらの疾病が少ないというデータがあります。

日本でも、南の地方に比べて北日本のほうが不眠を含むうつ病患者の割合が高いことが全国53の大学病院の調査でわかっています。

(https://eprints.lib.hokudai.ac.jp/dspace/bitstream/2115/32875/1/北方圏35.pdf)

この理由は、**日照時間が少ないと、睡眠ホルモンであるメラトニンの分泌が抑制され、睡眠のパフォーマンスも落ち、体内時計も狂ってしまう**せいです。

栄養と光、このふたつがハイパフォーマンス睡眠の最も重要な要素です。

COLUMN ③ 休日に10時間以上寝ても疲れがとれない

休日に10時間以上寝ても疲れがとれない……これはうつ病？

こんなときに考えてほしいのは、なぜそもそも「こんなに身体が睡眠を欲しているのか」ということです。

これはつまり、長時間眠らないと回復しないほど、日頃の睡眠が不足しているということなのですが――

そういうときに、「もしかしたらうつ病じゃないか？」と思ってしまう人がいるかもしれません。実際にうつ病の傾向として睡眠が長くなる人もいますが、この本を手にとってくださっているあなたには、それより先に睡眠負債を疑ってほしいですね。

平日に睡眠時間を削っているのに、睡眠の質に投資していなければ、どんどん睡眠負債が溜まってしまい、休日にその負債を解消しようとしても強制シャットダウンのような状態になってしまいます。

これは「寝溜め」とは違って、マイナスを補うための現象なので、「土日に長く寝ているから睡眠負債はカバーできている」とは思わないでください。

睡眠時間が長い日も短い日も、日々の睡眠のパフォーマンスを上げることに取り組んでみてください。

4

あなたの人生を邪魔する
たった1つの存在

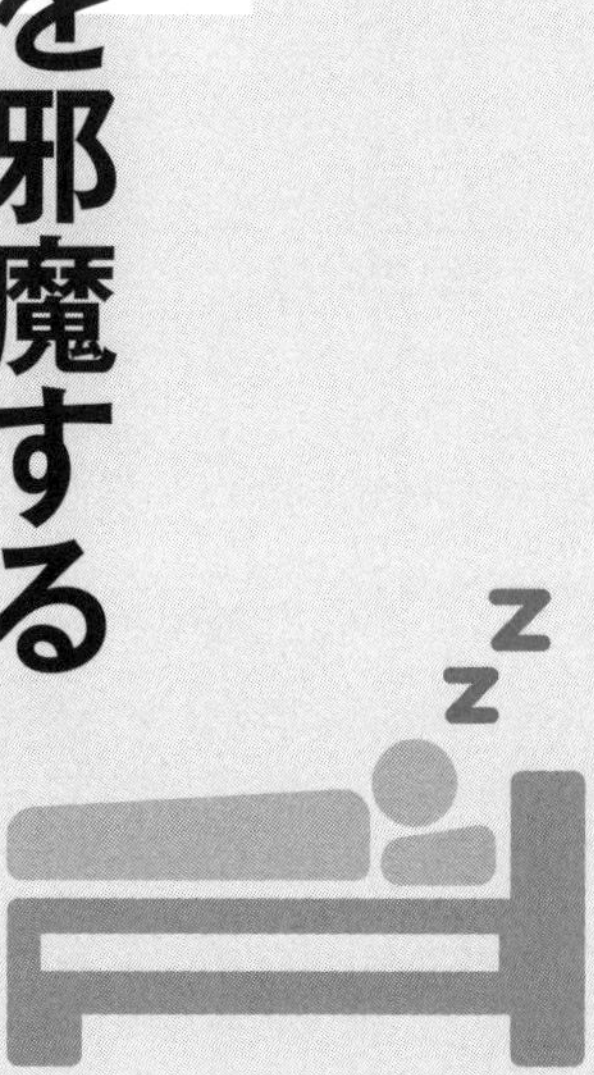

睡眠ホルモンは覚醒物質で減少する

前章で、睡眠ホルモンがより分泌される生理作用について解説しました。

「朝食を食べ、日光を浴びて、睡眠ホルモンがたくさんできたら、毎晩ぐっすり眠れるはず！」と思ったあなた、まだ少し早いです。

じつは、仕上げにもうひとつ気にしてほしい3つめの「鍵」があります。

それが、睡眠ホルモンと逆の働きをする「**覚醒物質**」への対策です。

睡眠と覚醒はシーソーのような関係です。どちらかが上がったら一方は下がる、というふうにかかわりあっています。

睡眠ホルモンがたくさん生成されたとしても、覚醒物質も同時につくられているとしたら、パフォーマンスの高い睡眠は期待できません。睡眠ホルモンをつくると同時に覚醒物質を抑える必要があるのです。

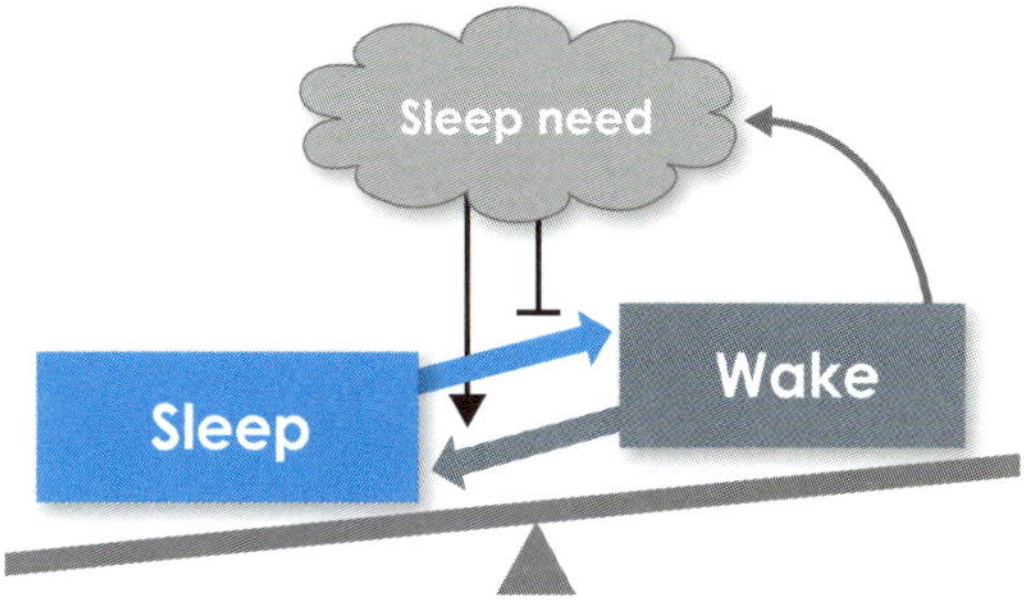

■睡眠と覚醒の関係

私たちは、起きている間は「覚醒モード」つまり活動モードであることが必要で、眠りに入るときは「睡眠モード」であることが必要です。もし起きている間に「覚醒」が維持できなくなったとしたら、急に気を失ったように倒れ込んでしまいます。

実際に「ナルコレプシー」という睡眠障害では、歩きながら突然スイッチが切れたように倒れ込む、話していて突然眠り出す、といった症状が起こります。

逆に、本来睡眠モードであるべき眠る時間に、覚醒モードになってしまうと、寝つくことができなくなってしまったり、眠れたとしても熟睡感の少ない眠りになってしまいます。

私のセミナーに参加する人は「熟睡感がない」「寝ても疲れがとれない」という人が多いのですが、それは睡眠ホルモンの問題かもしれないし、覚醒物質の問題かもしれません。どちらかが乱れていることで、シーソーのバランスがとれなくなった結果として起こる現象なのです。

覚醒物質の研究は、ウィーン大学のコンスタンチン神経精神科教授の研究から始まったといわれています。

当時、脳炎をともなう感染症が流行し、罹患者に、寝すぎてしまう、つまり過眠症になる人と、逆に眠れない、不眠症になるという相反するふたつの症状が現れたのです。

この差を調べたところ、どうやら脳の視床下部の後ろのほうに病変があると過眠症になり、前のほう（視索前野）にあると不眠症になるということがわかりました。つまり、視床下部の後ろ側に覚醒にかかわる領域があり、前側に睡眠にかかわる領域があることがわかったのです。

その後、米国ノースウエスタン大学の研究によって、脳の底に位置する脳幹が覚醒をつかさどっていることがわかりました。また、脳幹からのモノアミン形（ノルアドレナリン形やセロトニン系）やアセチルコリン形の神経情報が脳全体に投射される（毛様体賦活系）こともわかりました。

つまり、睡眠や覚醒は、それぞれ脳の違う箇所でつくられる物質によって左右される、ということがわかったのです。

睡眠薬には、オレキシンなどの覚醒物質を抑えて眠りに導くタイプのものと、睡眠をうながすGABA（脳の興奮を抑える神経伝達物質）の作用を強めて眠りに導くタイプがあります。

睡眠と覚醒のシーソーを、必要な時間に必要な働きをするようにいかにバランスよく整えるか、このバランスが睡眠のパフォーマンスを決めます。したがって、**睡眠ホルモンを増やすと同時に覚醒物質を抑えること、これがハイパフォーマンス睡眠をもたらす3つめの鍵**になります。

次に、あなたが覚醒物質をうまくコントロールして、睡眠のパフォーマンスを上げるための4つのメカニズムについて解説します。次の項以降に、「光」「ストレス」「副腎疲労」および「副腎」とその関係について述べます。

脳を覚醒させ睡眠を遠ざけるふたつの光

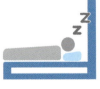

ひとつは「光」です。ここでいう光とは太陽光以外の光を指しています。

「寝る前にスマートフォンを見ると光の影響で睡眠の質が悪くなる」という話を聞いたことがあると思います。

なぜ光は睡眠に悪影響を及ぼすのでしょうか。光を浴びると、私たちの脳や身体では何が起こっているのでしょうか。このことを理解すれば、光とうまく付き合い、睡眠のパフォーマンスを上げることができます。

ふだんの生活の中で、脳の覚醒に影響する光は2種類あります。

- 電子機器の光
- 寝室などの環境の光

光には波長や照度の違いがあります。それぞれの特徴を知り、うまく付き合うことが大切です。

❶電子機器の光

現代人の睡眠のパフォーマンスが悪くなっている原因のひとつに、パソコンやスマートフォンなどから発せられる「ブルーライト」があるといわれています。

パソコンで仕事することが多い人のために「ブルーライト眼鏡」が売られているくらいですから、なんとなく「ブルーライトは目や身体によくない」というイメージを抱いている人が多いと思いますが、**ブルーライトは睡眠ホルモンであるメラトニンの合成を阻害するる**のです。

ブルーライトとは、波長が380~500nm（ナノメートル）の青色光のことです。

夜間に浴びると、睡眠ホルモンの代表格であるメラトニンの分泌を阻害してしまう作用があります。せっかく栄養たっぷりの朝ごはんを食べたり、太陽の光を浴びたとしても、それを台無しにしてしまうのがブルーライトなのです。

パソコンやスマートフォンなどのLEDディスプレイやLED照明からは、このブルーライトが多く発光されますから、寝る前のスマートフォン操作はよくないといわれるのですが、とはいえ、「仕事上どうしても避けられない！」という人が多いことも配慮して、その対策を考えてみました。

ブルーライトカットのメガネやシートを使用するのもひとつの方法ですが、それを買いに行く手間もコストもかかるため、「今日からすぐできること」という観点で、スマートフォンの設定を「ナイトシフトモード」に変える方法をご紹介します。

スマートフォンやパソコンには、ブルーライトをカットする「ナイトシフト」というモードが備えられています。意外とみなさんやっていない対策がこれです。

ナイトシフトモードにすることで、画面全体が暖色系の色合いに切り替わるため、ブルーライトのダメージを軽減することができ、睡眠の質の向上や眼精疲労、肩こりの軽減につながります。

ナイトシフトによってブルーライトを軽減させる効果がどれくらいあるのかについて、アップルの回答がネット上にありました。

「機能としては有効にさせることで画面が少し黄色味がかった状態になりますが、その色がブルーライトを抑制させている意味でもあるため、明確な数値データまでは出ておりませんが通常利用と比較するとブルーライトの発光は軽減されております。機能を有効にさせることで画面自体が若干暗く見えるかも知れませんが、そこは機能の範囲内ということで合わせてご理解頂ければ何よりです」

明確な数値は出ていないとのことですが、睡眠のパフォーマンスを下げる脳の覚醒の軽減にはなっているようです。

それがわずかな差であったとしても、毎日使う電子機器からの影響が軽減されたとしたら、その積み重ねが睡眠のパフォーマンスに与える影響は大きいものです。iPhoneの初期設定は日没から日の出までオンになっていますが、お使いの電子機器の設定を確認してみてください。

❷室内などの環境の光

朝がくると目が覚め、夜になると眠たくなる。これは「覚醒モード」と「睡眠モード」を切り替えるという、人間に本来備わっているリズムです。もし夜になっても煌々と明るい部屋にいたら、うまくモードの切り替えができなくなってしまいます。

身体を「眠るモード」にする睡眠ホルモンの代表格であるメラトニンは、寝る前の時間から分泌が始まります。しかし、せっかく分泌しようと頑張っても、一定以上の明るい光があると、出そうになったメラトニンが抑制されてしまうのです。

具体的にいうと500ルクス（通常の室内照明は約150～500ルクス）以上の光、あるいは波長の短い（青白い）光によって抑制されることがわかっています。

強い光を少しでも浴びたらその日の睡眠は即アウト！　というわけではありませんが、1～2時間という長い時間浴びると、メラトニン分泌が抑制されてしまうメカニズムです。3時間も浴び続ければ、せっかくつくったメラトニンの抑制率は50%にも達し、つまり半減してしまいます。

あなたの部屋の明るさは何ルクスでしょうか？

じつは、一般的なリビングの明るさが300～500ルクスといわれています。ということは、普通にリビングで過ごしているだけで、メラトニンの分泌に悪影響があるということになります。

では、明るさを抑えて200ルクスにしてみたらどうなるでしょうか。

200ルクスの場合、2時間までならメラトニン分泌に影響はないようですが、それ以上浴び続けると抑制されるといわれています。

照明に工夫をしないかぎり、毎晩200ルクス程度の光は浴びているはずですから、ほ

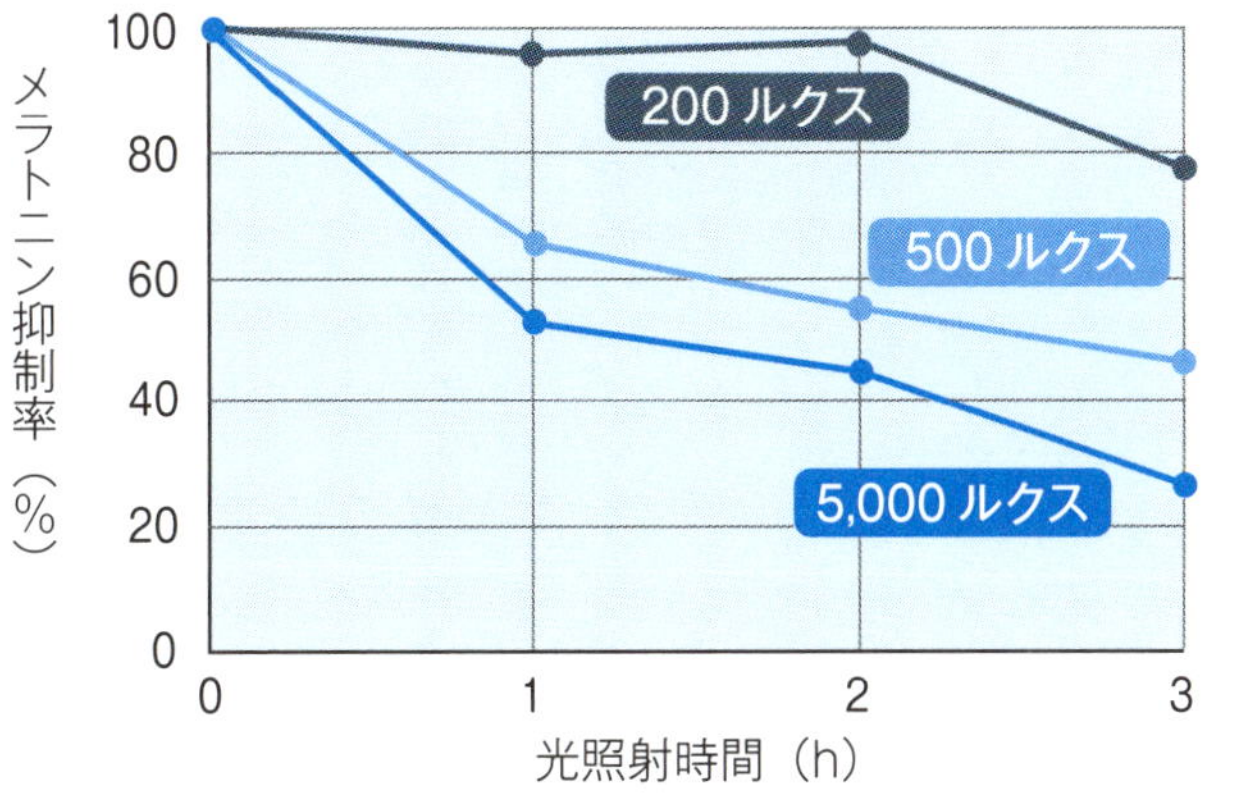

■光照射時間とメラトニン抑制率の関係
出典：『睡眠環境学』（鳥居鎮夫編、朝倉書店）より改変

とんどの人が自覚がないだけで、じつは睡眠ホルモンのメラトニンの分泌は妨げられていているということになります。

また、家の中だけでなく、外出先での光にも注意が必要です。いくら室内の光を暗く調整したところで、家に帰る前にコンビニやスーパーで強い光を浴びてしまったら、それも悪影響なのです。買い物はできるだけ夜にせず、お店に入ったとしても長居せず、短時間で買い物を終えてお店を出ることを意識してみてください。

波長の短い光であるスマートフォンの光がよくないというのも意識すべきですが、それより室内の照明が与える影響が大きいのですから、時間によって照明をトーンダウンできるように調整が必要です。

ストレスの正体を見極める

●寝る前についつい考え事があって眠れなくなった
●職場のストレスで、夜中に目が覚めてしまった
●大事なプレゼンテーションの前日、緊張して熟睡できなかった
といったことは、多くの人が一度は経験しているのではないでしょうか。

これはストレスによって脳が覚醒してしまう例です。寝る前に興奮する、緊張する、悩む、ネガティブなことを考えるなどの行為をしてしまうと、どんどんその問題が大きくなり、ぐるぐる頭が働いて眠れなくなる……お陰で熟睡できず、朝起きたら目にクマができていて、さらにネガティブな気持ちに……という経験、じつは私も昔はありました。

睡眠のパフォーマンスが悪くなると、次のような悪循環になり、余計にストレスが溜まってしまいます。

ストレスを感じる
→
脳が覚醒する
→
寝つけなくなったり、浅い眠りになる
→
さらにストレスが溜まる

しかし、「睡眠に悪いからストレスをなくそう！」と思ったところで、生きている以上、人間はさまざまなストレスにさらされていますから、ストレスをなくすことは現実的ではありません。

ここであなたに知っておいてもらいたいことは、

「**ストレスがあっても睡眠への悪影響は減らすことができる**」ということです。

というのは、脳を覚醒させるのはストレスそのものではなく、厳密にいうと、「ストレス」が原因で生じる「**活性酸素**」なのです。

活性酸素は「悪玉酸素」とも呼ばれ、万病のもととされています。具体的には次のような症状を引き起こします。

●細胞を酸化させる
●肌トラブルを引き起こす
●全身に疲労感をもたらす
●血液をドロドロにする
●がんなどさまざまな病気のもとになる

などの悪影響を及ぼしますが、その働きのひとつに「睡眠と覚醒のバランスを乱す」というものがあります。

これは、活性酸素が多い状態では睡眠物質であるメラトニンの量が少なくなり、その結果、睡眠の質を下げるからです。

つまり、考え事をして眠れないのは、考え事(ストレス)が悪いのでなく、「活性酸素」が悪いという見方もできるのです。であれば、考え事を減らそうとするよりも活性酸素を減らそうと考えるほうがよほど合理的でしょう。

活性酸素を減らし、覚醒物質の分泌を軽減してくれるのは、

- ビタミンA・C・E
- ファイトケミカル(植物の有用成分)

などです。これらを積極的に摂るよう心がけてください。

寝ても疲れがとれないのは「副腎疲労」を疑え

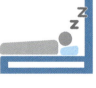

スムーズな寝つきと、スッキリした起床を目指す人にぜひ知っていただきたいのが「副腎疲労症候群」です。副腎疲労だけで一章分書きたいくらい、睡眠のパフォーマンスに影響を及ぼす大きな要素になります。

脳を覚醒させる要因のひとつに、ストレスに反応して副腎から分泌される「コルチゾール」というホルモンがあります。ストレスは心で感じるのではなく、脳で感じるものなのですが、脳がストレスを感じると、脳から副腎に「ストレスが来たから対抗して！」という指示が出て、コルチゾールが分泌されます。

コルチゾールは活性酸素よりも脳を覚醒させる影響力が大きく、抗ストレス作用があり、脳を覚醒させる作用もあります。そして、このコルチゾールの浪費により睡眠に悪影響が出ている人が年々増えています。

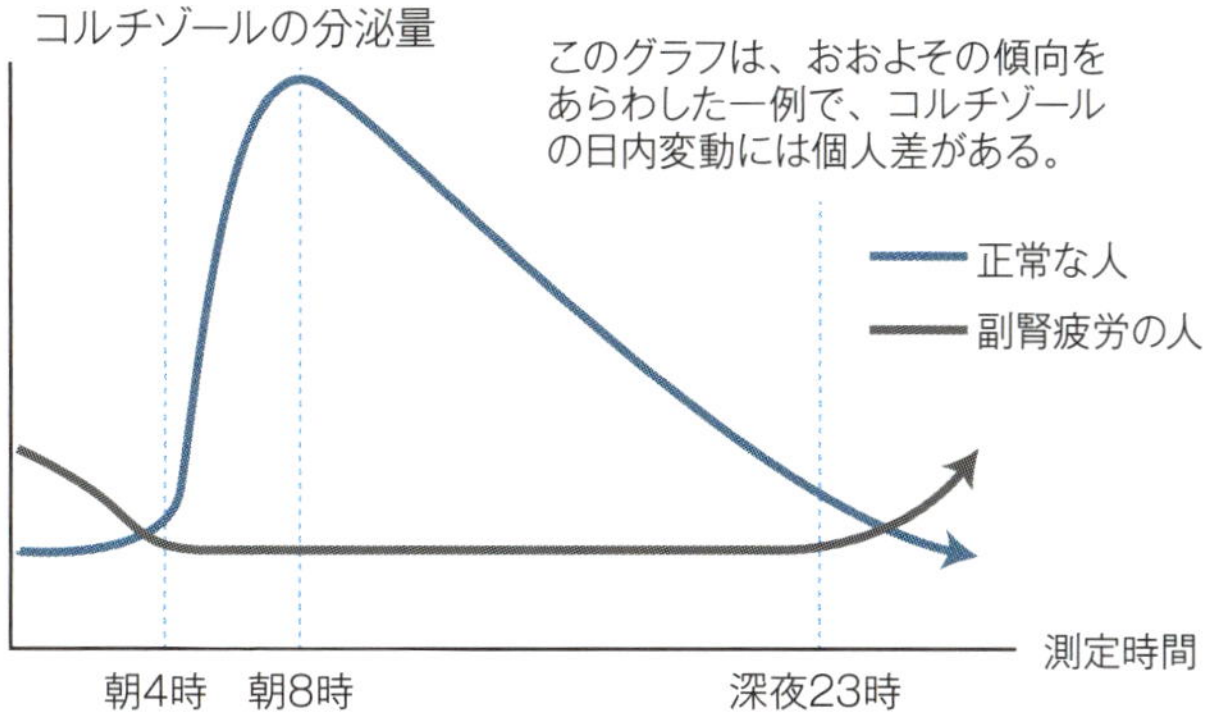

■コルチゾールの日内変動
出典:『自分で治す! 副腎疲労』(本間良子・本間龍介著、洋泉社)

人間の生存本能を考えると、強いストレス下では、ストレス源に生命が奪われないよう、起きておく必要があると考えられます。つまり、コルチゾールは、脳を覚醒させ熟睡を妨げるという面で睡眠には悪影響だけれど、生命維持のために活動を抑えるモードにしてくれるため、悪者ではないのです。うまくつきあっていく必要がある相手というわけです。

本来、コルチゾールは朝起きたときが一番多く、夜眠る時間に近づくにつれて少なくなっていきます。コルチゾールの覚醒作用によって、朝はスッキリ起きられ、日中は集中力を保ち、夜はぐっすり眠れるのです。

しかし本来、夜に少ないはずのコルチゾールが多かったりすることで脳が覚醒し、熟睡できないケースが増えてきています。この症状をいわゆる「副腎疲労（アドレナル・ファティーグ）」と呼び、病院にはそれを専門とした「副腎疲労外来」もあるくらいです。

コルチゾールは抗ストレスホルモンですから、ストレスが多い人ほどコルチゾールが大量に分泌され、睡眠のパフォーマンスを落とします。そこで、副腎の調整機能によりコルチゾールの分泌を適切にすることによって覚醒作用を弱めさせ、睡眠のパフォーマンスを上げることができます。

「朝スッキリ起きられた記憶がここ数年ない」

「日中は眠気とだるさでカフェインや甘い物が手放せない」

私の受講者の統計上、そんな症状を訴えてくる人は7～8割の確率で副腎の不調を抱えています。副腎が不調だとコルチゾールの分泌も乱れ、睡眠と覚醒のバランスを崩してしまいます。

副腎を悪くする原因のひとつが睡眠不足です。

睡眠が不調の人は、睡眠不足で副腎を悪くして、さらに睡眠が悪くなる、というサイクルに陥っているケースが大多数です。

アメリカの抗加齢医学会では、副腎の疲労は「万病のもと」といわれています。甲状腺の病気、感染症、喘息、うつ病、糖尿病、高血圧などなど、さまざまな疾病を治療するにあたり、まず副腎疲労の治療を優先的に行い、その後に該当器官の治療を行うよう指導しているほど、副腎は要の器官なのです。

睡眠のパフォーマンスを上げるにあたっても、まず副腎の調子を整えることから入ると、スムーズに他の箇所がよくなりやすいようです。

次の項目のうち、いくつ当てはまるかチェックしてみてください。

- □朝起きられない、起きるのがつらい
- □眠っても疲れがとれない
- □体が重い、だるい
- □立ちくらみがする（起立性低血圧）
- □やる気がしない
- □うつ症状がある
- □記憶力や集中力の低下がある

□頭が働かない
□砂糖や甘いものがほしくなる
□低血糖症がある
□カフェインがないと仕事ができない
□風邪をひきやすい、風邪の治りが遅い
□午後3時～4時の間はぼんやりしている
□夕食後、やっと元気になる
□ストレスに対処できない
□婦人科系の疾患、PMS（月経前症候群）が悪化している（女性）
□性欲が減退している（男性）

これらは副腎疲労のチェック項目です。4つ以上当てはまるものがあったら、副腎の不調を疑っていいでしょう。

といわれても、そもそも副腎ってどこにあるの？　どんな機能があるの？　と疑問に思われるでしょう。健康診断で副腎を測定したり指摘されることもありませんし、胃や腸のように体感で「痛い」「調子が悪い」と感じることもありません。さきほどは「要の器官」と述べましたが、どんな働きをするのかあまり知られておらず、メジャーな器官ではないのでないがしろにされがちですが、副腎は生殖、免疫、そして睡眠、覚醒のバランスの調整に関与している大事な器官です。

ハイパフォーマンス睡眠は「副腎」が土台である

なぜ副腎の不調が睡眠に悪影響を与えるのでしょうか。

副腎は、やる気を高めて生理作用をコントロールするアドレナリンやドーパミン、抗ストレスホルモンであるコルチゾール、性ホルモンなど、50種類以上のホルモンを分泌しています。副腎の不調は性欲の後退、女性ではＰＭＳ（月経前症候群）や更年期障害などの症状にもつながるといわれています。

強いストレスから副腎に影響があってコルチゾールの分泌が乱れると、本来、身体が活動できる準備が整ってスッキリ起きられるはずの朝にスッキリ起きられず、日中は眠気と戦い、夜はなかなか眠れない、というトリプルパンチを食らうことになります。

副腎に不調が起こる原因は「ストレス」「睡眠不足」「冷え」の3つです。

前項で解説したとおりコルチゾールは覚醒物質であると同時に抗ストレスホルモンで

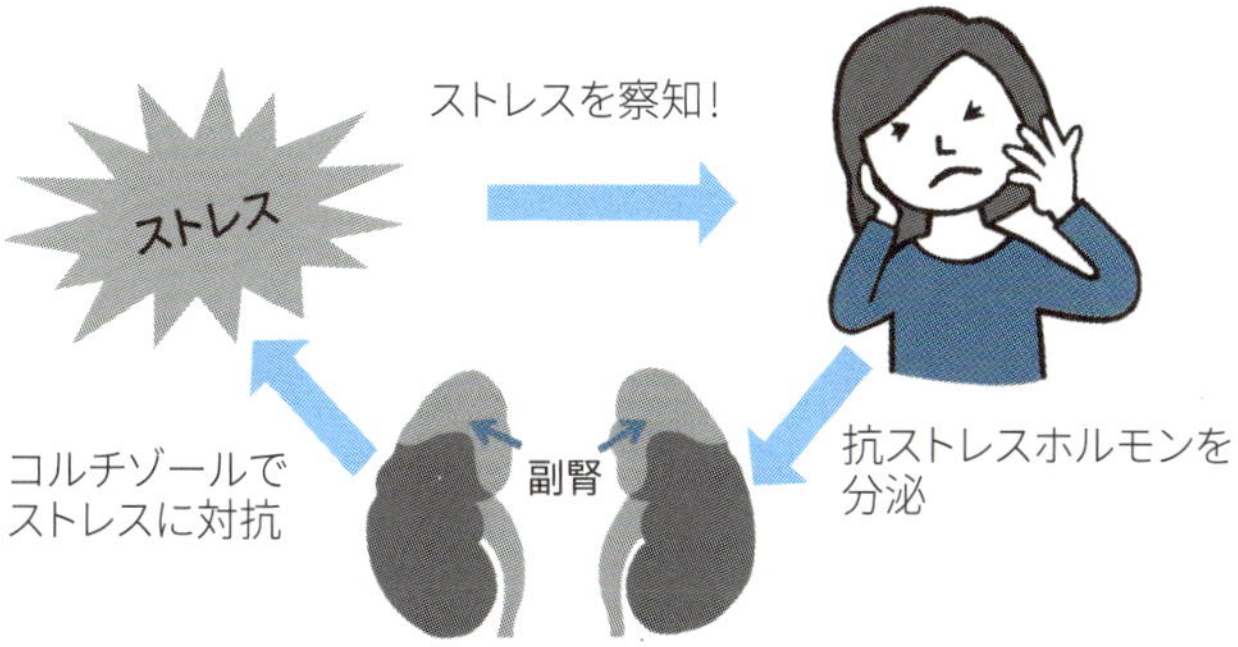

■ストレスとコルチゾールの働き

す。脳がストレスを察知すると、副腎に司令が行き、身体をストレスから守るためにコルチゾールを分泌します。

「ネガティブな考え事をして眠れない」という経験はありませんか？　それは考え事を脳がストレスととらえ、コルチゾールが過剰に分泌され、脳を覚醒させているからです。

逆に、イライラしながら眠たくなったという経験はほぼないでしょう。それもイライラ（ストレス）に対抗するために分泌されたコルチゾールの働きなのです。

ストレスを感じるものの、やる気を動員すれば仕事などに立ち向かっていける状態だとしたときに、身体の中で何が起きているかというと、コルチゾールの分泌量が増えていることで、副腎に知らず知らずのうちに負担がかかっているということです。

副腎でコルチゾールを増産していくと、共通の材料であるコレステロールからつくられる男性ホルモン（テストステロン）が減少し、男女ともに性欲が減退していきます。感情の浮き沈みが激しくなったり、不眠気味になったりします。

女性の場合は、テストステロンから生成される女性ホルモン（エストロゲン）も減少することがわかっています。そのため、30代、40代でも更年期のような不定愁訴（イライラ、うつ、ほてり、冷えなど）が現れます。

副腎のオーバーワークによりコルチゾールを産生する能力が低下すると、やる気や集中力が低下し、さらにストレスを感じやすくなる悪循環が始まります。

これを繰り返すと副腎疲労の状態になります。突発的に倒れる、起き上がることができなくなる、強いめまいが起こる、うつ病のような状態になるなど、社会生活が困難な状態になります。

ストレスを感じる環境で働いていたら、ある朝起きようと思っても起きられなくなり……「これは、うつかな？」と思い、心療内科に行くと抗うつ剤を処方され、それを飲んでも一向によくならず……という状況の人が副腎疲労の検査をしたら、メンタルの問題ではなく、「副腎の問題だった」ということは、私の受講生でもよくあります。このケースだと、メンタルでなく副腎のケアをすべきだったのです。

本来、コルチゾールは起床時に最も多くつくられますが、分泌が低下すると、血圧や血糖値も上がらなくなり朝起きられず、やる気のスイッチも入らなくなってしまいます。朝が弱いと、一般的には「低血圧かな？」と思われるのですが、低血圧以前に低コルチゾールを疑ってみることです。

ストレス、睡眠不足、冷え

↓

コルチゾール（抗ストレスホルモン）の過剰分泌

↓

副腎の不調

↓

コルチゾール（抗ストレスホルモン）の産生減少

↓

集中力、やる気の減退、ストレス

アメリカでは人口の15％がこの副腎疲労に該当するといわれているので、日本人もそれなりの確率で副腎疲労の人がいることが推測できます。

ストレスの次に副腎を疲れさせてしまうのが睡眠不足です。副腎疲労で熟睡できない、熟睡できないから副腎疲労、という悪循環を生んでしまいます。

そして最後は「冷え」ですが、副腎は冷えに弱い器官といわれています。エアコンが効き過ぎたオフィスでの長時間ワークなどは副腎にとっては悪環境です。

ストレス・睡眠不足・冷えの3つが副腎を疲れさせ、睡眠のパフォーマンスを左右するコルチゾールの分泌を乱す3大原因なのです。

最高の目覚めをつくる「8つの対策」

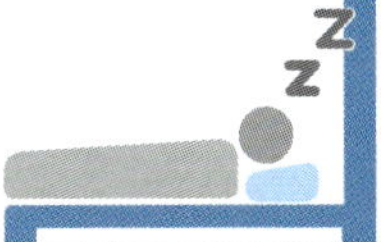

副腎が疲れてコルチゾールのバランスが乱れ、朝はスッキリ起きられず、日中は眠気と戦い、夜はなかなか寝つけない——こんなサイクルから抜け出すにはどうしたらいいのでしょうか。次の8つの対策を紹介します。

- 喫煙、飲酒、カフェイン、カゼイン（乳製品）、添加物の多い食事を避ける
- ビタミン群を摂る（副腎が疲弊すると、特にビタミンB群を消費します。この他、栄養素全般を摂る必要があるので、ミネラルやタンパク質もしっかり摂取しましょう）
- 部屋の照明は間接照明にする
- 精製した砂糖、白米、小麦（うどん、そうめん類）は避ける
- 無農薬の玄米、ライ麦パン、そばなどに切り替える

●コーヒーの代わりにハーブティーを飲む
●化学物質を避け、洗剤やシャンプー、歯磨き粉などは無添加に代える
●元気になってきたら、運動を始める

まずビタミンB・Cですが、これは第3章で睡眠に栄養が必要なことはお話ししましたので、それを実践することが対策になります。私の場合、食生活はもちろんですが、サプリメント、そして点滴でも定期的にビタミンBとCは入れるようにしています。

また、副腎疲労の状態で運動に取り組むと、ミトコンドリアが増えエネルギーが増すというメリットもありますが、負荷がかかりすぎると余計に副腎の機能を悪化させる可能性があります。運動はほどほどにして、息が切れるような激しい運動は元気になってからにしましょう。

また、基本的には寝だめ・昼寝・二度寝は睡眠学ではよくないとされているのですが、副腎ケアの観点からすると、眠れるときにぐっすり長時間眠ることはおすすめです。

普段はあまり意識しない副腎ですが、原因がよくわからない体調不良は「副腎」を意識してみてください。

5

最強のパフォーマンスを手に入れる

High performance Sleep

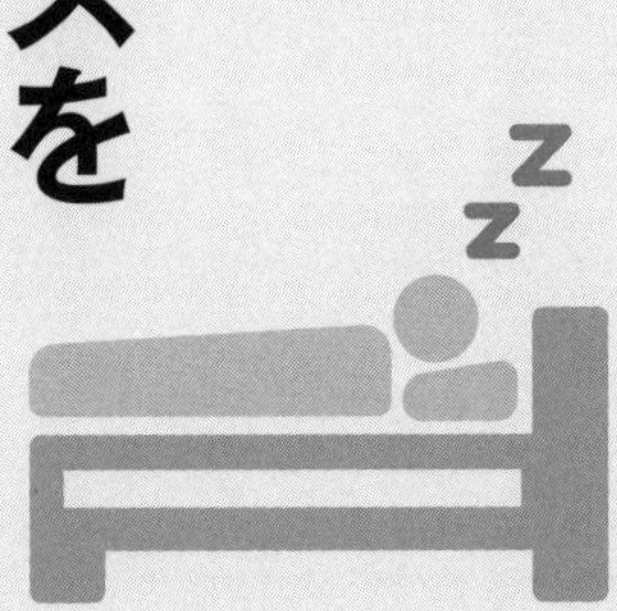

あなたの無意識が睡眠のパフォーマンスを下げている

「えっ!?　そんなことも睡眠に影響するの?」

私のコンサルティングを受けた際に、最初にいわれるのがこの言葉です。

一見、睡眠に関係なさそうな生活習慣が睡眠のパフォーマンスを左右しています。

受講生の中には十年以上睡眠に悩んでいた人も少なくないのですが、プロローグで紹介したように、

- 睡眠薬を飲んでも3時間寝つけなかった21歳の大学生が10分で眠れるようになった
- 30年以上熟睡感がなかった女性が1日で熟睡できるようになった
- 仕事中に睡魔におそわれて寝てしまうナルコレプシーの男性が仕事中寝なくなった
- 夜勤と日勤を繰り返して体内時計が乱れてしまっていた60代の看護師が、睡眠を変えることで不規則シフトでも元気でいられるようになった

- 一日中感じていた眠気がなくなり、集中力が高まったことで、月の売上が100万円から500万円になった
- 20年以上朝寝坊が治らなかった24歳の男性がわずか1日で朝起きられるようになった
- 原因不明の不調で倒れてしまった40代女性が、睡眠のパフォーマンスを変えて不調がなくなった
- 1年間で5キロ体重が増えていた40代のOLは、睡眠を変えただけで2週間で体重が3キロ減った（食生活は変えていない）
- 最高血圧170の50代男性は、睡眠を変えただけで正常域の130になった

このような**長年の睡眠の悩みが短期間で改善できたのは、「睡眠以外の生活」の改善ができているかどうか**でした。

ハイパフォーマンス睡眠を体系化するにあたって、私が最も重視して取り組んできたことは、睡眠のパフォーマンスが高い人と低い人の違いをひたすらリサーチしたことです。

- どういう食生活か
- どんな運動習慣があるか
- 子どものとき、どんな生活サイクルだったか

- ふだんスーパーで何を買っているのか
- 1日の中でどのくらいの時間光にあたっているか
- どんな仕事のスタイルか
- 日常の姿勢はどうか
- カフェで何をオーダーするか
- どんな服装で眠っているか
- 呼吸の深さはどうか
- どんな寝室か
- アレルギーはあるか

このように一見、睡眠に関係なさそうなこともリサーチした結果、睡眠と直接的に関係なさそうな生活習慣こそが睡眠に影響しているという結論に至りました。

あなたが無意識に、知らず知らずのうちにやってしまっている生活習慣が睡眠のパフォーマンスを下げているのです。

逆に、今まで知らなかったために取り組んでいなかったことに取り組むだけでも睡眠のパフォーマンスを上げることができます。

「寝るのは3時まで、起きるのは5時半以降」の原則

あなたはふだん何時ごろに寝ていますか？

何時に寝るのがよいと思いますか？

ひと昔前は、国民の70％以上が22時に寝ていたという統計もありますが、今の時代、遅くまで残業していたり、22時ごろは帰りの電車の中という人も多いのではないでしょうか。

アサヒグループホールディングスが行った全国の20歳以上の男女582人を対象にした調査（2018年4月）によると、現代人の就寝時間は以下のとおりでした。

1位　23時台　26・1％
2位　24時台　21・3％
3位　22時台　16・0％
4位　25時台　13・6％

このほか、「決まっていない」12%、「21時台」8%となっています。

つまり、約3人に1人が0時をまわってから就寝しているということです。

(https://www.asahigroup-holdings.com/company/research/hapiken/maian/201804/00673/)

前章で「22時に寝るといい」という巻の睡眠対策法は気にしなくてよい、という話をしましたが、さすがに「何時でもよい」というわけではありません。

それでは、睡眠のパフォーマンスを下げないための、寝る時間と起きる時間について解説します。

日の出よりも前に起きてはいけない

「健康のために午前3時に起きてランニングしています!」というように、習慣的に早朝に運動する人がいます。たしかに運動という行為自体は健康によいのですが、睡眠学的には体内時計を乱し、不健康になる習慣になります。

人間の体内時計のメカニズムを考えると、早起きすぎても問題なのです。なぜかというと、私たちの体内時計に最も影響を与えるのは「太陽」だからです。太陽が昇ると朝がきたと認識し、身体は起床モードになりますし、太陽が沈むと夜になったと認識し、身体は寝るモードになります。

体内時計を整えるためにベストな太陽との付き合い方は、起きてすぐに太陽の光を浴びることです。冬によくあるように「太陽が昇る前に起きる」という環境は、体内時計を整えるという観点から見るとよくないことなのです。

日の出の時間というのは、地域によって季節によって違いますが、日本国内であればおよそ夏は5時半頃、冬は6時半頃が目安となります。

午前3時の一線を越えるな

私たちの身体は、「寝やすい時間帯」と「寝にくい時間帯」が決まっています。

24時間周期の「サーカディアンリズム」、12時間周期の「サーカセメディアンリズム」、90分周期の「ウルトラディアンリズム」という3つのリズムが重なり合うのが夜中の3時ごろです。

このリズムによって体温などが変動し、身体の働きが影響されるのですが、午前3時をすぎてしまうと、パフォーマンスのよい眠りはとりにくくなってしまいます。

だとすると、夜勤などでどうしても午前3時に眠れないときはどうすればいいのでしょうか。その場合は、帰り道にできるだけ朝日を浴びないように注意してください。朝日を浴びてしまうと、脳は起床モードになってしまうので、帰宅して眠ろうとしても頭が冴えて眠れなくなってしまいます。

具体的には、**サングラスをする、キャップを被るなどの工夫で太陽の光を避けるひと工夫**をしてみてください。

脳の疲労はヘッドスパで解消できる

ここで突然ですが、質問です！

あなたの「頭」はほぐれていますか？

肩や首のコリは、整体やマッサージでほぐれているかもしれません。「頭」はほぐれているでしょうか？

頭には前頭筋・側頭筋・後頭筋などの筋肉がありますが、じつはその筋肉のコリによっても、睡眠のパフォーマンスは左右されてしまうのです。凝り固まった頭ではぐっすり熟睡ができない……つまり、睡眠のパフォーマンスが下がってしまいます。

そこで取り入れてほしい習慣が「**ヘッドスパ**」（頭・頭皮のマッサージ）です。

「頭をほぐすって、何？」と思われる人もいるかもしれません。頭の筋肉は、紫外線、パソコン、スマートフォン、ストレス等が原因で、思っている以上に凝り固まっています。

なぜ、頭の筋肉が凝り固まっていると睡眠のパフォーマンスが下がるのでしょうか。

それは脳の疲労が溜まりやすくなるからです。

睡眠のパフォーマンスを左右する要素に「リラックス」と「緊張」のバランスがあることはすでにお伝えしてきたとおりです。

固くなっている頭皮を揉みほぐし、頭のコリを和らげ、休むことなく働いてくれている「脳」をリラックスさせます。**数あるリラクゼーションの中でも、頭皮を中心に頭部全体へアプローチする「ヘッドスパ」は、脳のリラックスに効果的**です。

一般的にヘッドスパは、美容室などのシャンプー台でシャンプーやトリートメントとあわせてヘッドマッサージを行う施術のことを指しますが、髪を濡らしたくない人は「ドライヘッドスパ」という、水を使わないヘッドスパ専門のサロンもあります。

髪を濡らすヘッドスパだと乾かす時間も必要になるので、気軽には通いにくいものですが、水やオイルを使わないドライヘッドスパであれば、仕事の帰り道に時間が空いたからとか、昼休みに30分とか、忙しくて時間がない人でも習慣化できます。

週に1度、ヘッドスパで頭のコリをほぐしてみると、毎晩の熟睡感が増すことは間違いありません。

熟睡したければ口呼吸をやめる

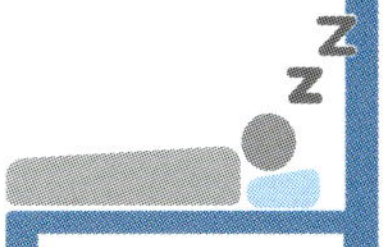

朝起きたときに喉や口の中が乾いている経験はありませんか。もしあるとしたら、あなたの睡眠のパフォーマンスは、寝る前のひと工夫でもっとよくなる余地があります。

どういうことかというと、起きたときに喉や口の中が乾いている人は、睡眠中に「口呼吸」になっているサインであり、この口呼吸こそが、あなたの睡眠のパフォーマンスを下げている犯人なのです。

なぜ口呼吸だと睡眠のパフォーマンスが下がるのかというと、口呼吸だけだと、

- リラックスできない
- 十分に加湿されない空気が肺に入り込んでしまい、酸素が脳に行きわたる効率が下がってしまう

からなのです。

リラックスできないと深い眠りに入りにくい、酸素が脳に行きわたる効率が下がってしまったら、寝ている間の脳の回復スピードが遅くなってしまうのはイメージできますね。どれだけ食生活や体温を調整して睡眠のパフォーマンスを上げようと頑張っても、睡眠中に口呼吸をするだけで台無しになってしまいます。

本来、哺乳類は鼻呼吸のはずなのですが、食べ物を噛む習慣が少なくなっている現代人は口を閉じる筋肉が衰え、無意識のうちにぽかんと口を空けた口呼吸になってしまっているのです。

小林製薬㈱の調査（https://www.sankeibiz.jp/business/news/170613/bsc1706130500005-n1.htm）によると、「20～69歳の男女の37％が口呼吸をしている」と回答したといいます。これでは睡眠のパフォーマンスが下がっています。

さらに、口呼吸は睡眠のパフォーマンスを低下させるだけでなく、以下のようなさまざまな健康上の問題を引き起こします。

●風邪を引く確率が3・2倍上がる（免疫力の低下）
●歯並びが悪くなる（出っ歯）

●鼻炎になりやすい（蓄膿症）
●気分の低下
●顎関節症のリスクが高まる

そして、リラックスできていないと、睡眠の質が上がらないのはもちろんですが、

●内臓の不調
●便秘
●自律神経失調症
●メンタル面の不調
●慢性疲労
●肩こり

いろいろなリラックスグッズを使ってみたけれど、三日坊主で終わったり、効果も一時的にしか感じられない。そんな人はもしかしたら、原因が口呼吸にあるかもしれません。

ぜひ、口呼吸を鼻呼吸に変える工夫をしてみてください。

口呼吸をやめて鼻呼吸にするには、ヨガや呼吸法によるトレーニングもありますが、一

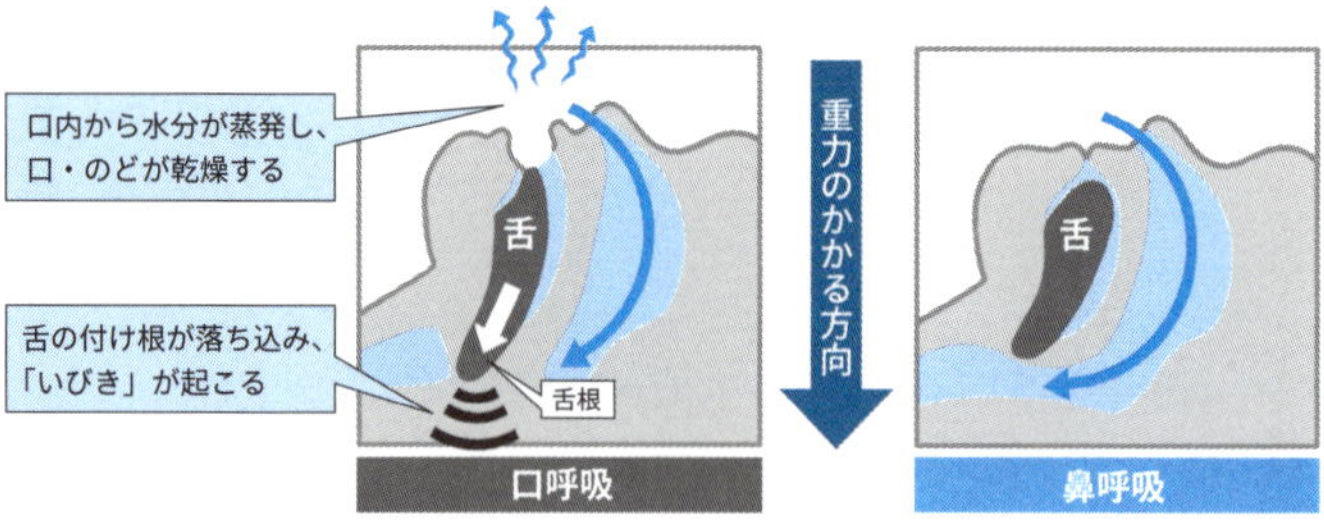

■口呼吸と鼻呼吸の違い

番簡単にできるのが薬局で販売されている「口テープ」です。

この口テープ、とても簡単にできて、熟睡感を得やすい熟睡グッズなので、私も愛用しています。使い方は簡単で、口に貼って寝るだけです。ドラッグストアで数百円で販売されており、気軽に手に入れられます。

使い始めの最初は違和感があって苦しいので、夜中のうちに剥がしてしまったりするのですが、１週間～20日ほどで慣れてきます。口呼吸から鼻呼吸に変えるだけでも気道は開きます。寝ても疲れがとれない、朝起きたときに口が乾いている、という人はまずこの口テープを試してみるといいでしょう。

※ただし、鼻づまりや鼻風邪のときは控えたほうがよいでしょう。

世間の睡眠対策第1位を絶対にやってはいけない理由

この本を手にとって、この章まで読んでくださっているあなたは、きっと今までにも他の睡眠本や睡眠対策の記事などを読んで、それを実践したことがあるのではないかと思います。

私のセミナーに参加してくる人は真面目に本を読んで、実践して、結果が出ず、また新しい対策を試して、結果が出ず……と、睡眠対策迷子になっている人がとても多いのですが、数ある巷の睡眠対策の中で、最も効果が感じられなかったといわれるのがこれです。

寝る前にホットミルクを飲むとよい

たぶん、世間でよくいわれる睡眠対策の中の1位でしょうし、雑誌などで一度は読んだことがある人も多いと思います。

私はかれこれ20年ほど女性誌を読んでいますが、少なく見積もっても50回は雑誌で見た記憶があるくらい、メジャーな睡眠対策です。

ところが、月間90人以上の個別相談を受けている私ですが、残念なことに寝る前にホットミルクを飲んでよい眠りになったという人に、いまだかつて出会ったことがありません。

私は、寝る前にホットミルクを飲むことはむしろ逆効果だと考えています。

なぜ巷でホットミルクがよいといわれているのかというと、「牛乳には睡眠ホルモンのもとであるトリプトファンが含まれているから」という理屈なのですが、前章で説明したとおり、トリプトファンが睡眠ホルモンになるまでには半日以上の時間を要します。

つまり、寝る前にホットミルクを飲んだとしても、すぐにメラトニン（トリプトファンが変化した睡眠ホルモン）に変わるわけではありません。厳密にいうと、寝る前にトリプトファンが多少はあったほうがよいのですが、それでその日の睡眠の質が劇的に変わるということはないのです。

また、実際に食材のアレルギーや相性を測定する専門の機器で測るとわかるのですが、ほとんどの日本人にとって牛乳や乳製品は身体に合わないという事実があります。

日本人の80％は「乳糖不耐症」といわれ、牛乳を分解する酵素が働かなかったり少なかったりします。そのため、本来消化吸収すべき小腸で消化吸収できず、お腹がゴロゴロ痛くなってしまい、下痢をしてしまう人が多いのも日本人の特徴なのです。

ちなみに日本人では80％ですが、一説によるとインド人は50％、ヨーロッパ人は30％、北欧の人は3％といわれています。つまり、育った環境や地域によって牛乳との相性は違い、なかでも日本人は特に牛乳が合わない人種なのです。

そもそも牛乳自体が日本人の身体に合わないのであれば、寝る前にホットミルクを飲んでしまうと、睡眠ホルモンに影響がないどころか、80％の人はよくない状態で眠りにつくことになり、かえって睡眠のパフォーマンスを低下させてしまいます。

ならば、牛乳がダメなら、いったい寝る前に何を飲んだらいいのでしょうか？

答えは、**コップ1杯の常温の水**です。

人は睡眠中に200ccほどの水分を失いますから、事前にその分の水を身体に入れておくことで体内が乾きづらく、バランスを保ちやすくなります。同じ水でも冷えた水では胃に負担がかかってしまいますから、常温の水をおすすめします。

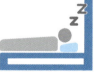

夜食を食べてすぐ寝てもよい条件

「寝る前にお腹いっぱい食べちゃった！　美味しかったけど、胃がもたれているせいか、なんだかスッキリ起きられない……」

「飲み会の日は、寝たとしても必ず夜中に1度はパチっと目が覚めてしまう……」

もし、寝る前に我慢できずにご飯を食べてしまったら……身体にも悪いし睡眠にも悪いのは、なんとなく想像がつきますね。

これは睡眠中、本来であれば修復・回復に使うべきエネルギーが、寝る前の食事を消化するためのエネルギーに奪われてしまい、結果として睡眠の質を下げてしまうからです。

お腹空いた！

空腹のままだと眠れない

↓

ご飯食べる！

↓

消化が大変で、睡眠に集中できない！

↓

ざっくりいうとこういう流れが起きています。

じつは**1日の中で消化に使うエネルギーはかなり多く、ジョギング1時間分のエネルギーに匹敵する**といわれています。

さらに、夜間は食物の消化・吸収に使われる消化酵素が減少するため、消化力が弱まっています。消化しきれなかった食物が胃に残り、翌朝胃もたれしてしまい、健康面にも悪影響を及ぼします。これでは睡眠のパフォーマンスが下がるダブルパンチです。

逆に考えると、寝る前の食事内容を消化のメカニズムに合わせてコントロールすることによって、消化にエネルギーを奪われず、身体を睡眠に集中させることができます。それが実現できれば、付き合いで夜ご飯がついつい遅くなってしまったり、夜食を食べることがあってもこわくないですね。

では、しっかり食べても睡眠のパフォーマンスを落とさないようにするために、寝る前に何を食べるべきかを考えましょう。

それにはまず、消化のメカニズムについて知る必要があります。

私たちの身体の中で、どれだけの時間をかけて食べ物は消化されるのでしょうか。

- 胃の中で　3〜5時間
- 小腸で　5〜8時間
- 大腸で　約20時間

これだけの時間がかかっています。

つまり、寝る前にあなたが食べたものは、口から大腸まで全長8メートル、24〜48時間の長い時間をかけて消化器系をめぐっていくのです。

パフォーマンスの高い睡眠をとろうと思ったら、消化のエネルギーを消費する作業が終わってから眠りに入ることで、眠りに集中できるようになります。

次に食物別の消化スピードを見ていきましょう。

- 果物　20〜40分
- 豆腐など豆類　1〜2時間
- 野菜　1〜3時間
- 炭水化物　3〜8時間
- タンパク質（肉以外）　4〜8時間
- 肉　12〜24時間

といった具合です。

ご飯やパン、麺類などの炭水化物を食べたら、寝るまでは3時間以上は空けたほうがいいですし、果物を食べた後であれば20分も空ければ身体は睡眠に集中できる計算になります。果物はそれ自体に食物酵素が豊富に含まれているので消化はスムーズです。

また同じ食物でも、当然ですが、量が多いと胃に滞留する時間も長くなりますから消化には負担がかかります。たとえば、牛乳の胃での滞留時間は、75㎖では1時間15分、

200㎖では2時間、400㎖では2時間30分とされています。食材選びだけでなく、量にも気を使わなければなりません。

次に、消化に良い・悪い条件について見ていきましょう。

「消化に良い」4条件

- 胃にとどまる時間が短い
- 胃腸を荒らさない（消化に負担が少ない）
- 柔らかくて温かい料理
- 小分けにしてよく噛んで食べる

「消化に悪い」4条件

- 食物繊維が豊富
- 脂肪分が多いもの
- 硬めのもの
- 体を冷やすもの

同じ水でも冷えた水は胃腸への負担が大きいですし、同じご飯でもチャーハンなど油でコーティングした料理のほうが消化に負担がかかります。

消化のエネルギーを使いすぎないようにして睡眠に集中させるには「寝る前に何を食べたらいいのか?」という問いの答えは、

- 寝る直前なら果物か豆腐か野菜
- 3時間以上空けられるなら炭水化物・タンパク質もあり
- 炒め物・揚げ物よりは生のもの
- 多すぎない量、よく噛む

ということになります。

「何時間前に食事を済ませたらよいのか?」という問いに関しては、諸説いろいろありますが、これらをまとめると概ね「3～4時間は空けたほうがよい」という結論になります。

ただし、消化のスピードには個人差がありますし、数字は数字でしかないので、朝起きたときに胃もたれや疲れがとれていないなどの症状があったら、それに応じて食事の時間を調整する必要があります。

また、注意点として、胃の中がからっぽの場合も睡眠の質を下げてしまう可能性があります。これは消化のためのエネルギーが不要となり、血液が脳に集まってしまうので、脳が冴えてしまうからといわれています。したがって適度に夕食を摂ることが必要です。

仕事の帰りが遅くて、どうしても寝る時間近くの食事が避けられないときは、なるべく胃に負担がかからないような食べ方が必要なので、

- ボリュームが少ない
- 消化によい
- カロリーが低い

この3つの条件がそろうものを選ぶようにしましょう。

満腹感も適度に得られる「熱すぎないお味噌汁」や、消化酵素がたくさん含まれていて「消化に負担がかからない果物」あたりがベストだと思います。

※生の果物は血糖の上昇も少ない。

睡眠の質を上げるエアコンの使い方

もしあなたが、暑く寝苦しい夏の日でもしっかり熟睡し、日々の疲れをとり、最高にパフォーマンスを発揮し、仕事とプライベートの充実を両立させたいのであれば、コントロールしなければいけないものがあります。

それは「エアコン」です。

「エアコンを制するものは睡眠を制する」といっても過言ではないほど、睡眠と寝室の温度・湿度は深い関係にあります。

「エアコンを使うとなんだか具合が悪くなる」

「エアコンをつけたまま寝ると、翌日ずっとだるい」

こんな経験をしている人は多いでしょう。そもそもエアコンに頼りたくないという考え方の人もいるでしょう。しかしながら、睡眠のパフォーマンスや熱中症の危険も考えると、夏の暑い日はエアコンを使用するほうが望ましいのです。

エアコンは、使い方によって睡眠のパフォーマンスを上げるか下げるかが変わりますので、エアコンに身体のコンディションを乱されないよう、うまく付き合う必要があります。

まず、エアコン以前に、身体や脳の疲労はどういう環境なら回復できるのでしょうか。

結論からいえば、身体や脳の疲労は、主に深い睡眠の時に解消されます。この深い睡眠は、最初に睡眠の前半（就寝90分まで）に出現するのですが（ノンレム睡眠）、深い睡眠がしっかりとれるかどうかは体温や環境に左右されます。

深い睡眠に入るときに室内の温度・湿度を適正に保つことが重要で、眠りを安定させ、疲労を回復するポイントになります。

高温多湿の環境でエアコンをつけないで睡眠させた実験によると、エアコンがない環境下では、
●睡眠前半に出現する深い睡眠（ノンレム睡眠）が減少し
●睡眠後半にズレて出現する
●そして後半に深い眠りに入るせいで、朝の目覚めに支障が出る
という結果になったそうです。

エアコンを活用しないと、暑さで下がるべきときに体温が下がらず深い眠りにならないので、疲労がとれないまま、目覚ましのけたたましい音で起こされるということですね。

快眠のポイントは、「寝始めにいかに深く眠れているか」ということになります。

そのためのエアコンの使い方を以下に挙げておきます。

❶寝る数時間前から冷房をON

東京など大都市や家屋が密集している地域は、真夏は「ヒートアイランド現象」状態にあります。外壁自体が熱を持っているため、室温を下げようとしても、思うように下がりません。

夜間になってもなかなか温度が下がらない原因は、外壁や天井、家具に熱がこもっているからです。気温は下がりますが、壁や天井はすぐには冷えませんから、就寝数時間前から冷房をつけておいたほうがいいでしょう。

室内温度の適温は26℃が目安です。これは目安なので、自分で「暑くもなく、寒くない温度」に設定することが大切です。適温の温度設定は諸説いろいろありますが、28℃に設定すると、熱中症の危険性が高くなるのでよくないといわれています。

❷吹き出し口を水平に

エアコンの冷気の風向きは水平にしておくことがおすすめです。冷えた空気は下に溜まるので、吹き出し口を水平にしておけば、涼しい空気が次第に下へ降りてきて室内がムラなく一定の温度になりやすくなります。または、壁にあてるような風向きに設定するのもよいでしょう。どちらにしても、身体に直接冷気が当たらないように配慮しましょう。

❸ドライモードを上手に使う

湿度が15％下がると体感温度は1℃下がるといいます。そこで、設定温度をあまり下げずに「除湿モード」にする使い方もおすすめです。

適切な湿度は通年で50～60％なので、湿度を設定できるエアコンを使用している場合はこの湿度を基準に設定しましょう。

❹エアコンは一晩中使用する

エアコンを一晩中使用すると「翌朝だるくなる」。こう思っている人も多いのですが、これは、冷風が直接身体に当たってしまっていることによる、いわゆる寝冷えの状態です。

もしくは、単純に寝不足で睡眠負債が蓄積している場合です。

夜中に暑さで目が覚めて、エアコンをつけたり消したりするのは睡眠によくありませんから、一定の温度（適温）でつけっぱなしのほうが望ましいといえます。

エアコンとうまく付き合うことは、睡眠のパフォーマンスを上げることになるので、暑さを我慢して寝ないようにしたほうがいいでしょう。

ハイパフォーマンス睡眠を実現するストレッチ法

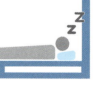

睡眠について知り、睡眠負債を解消し、睡眠ホルモンの分泌をうながし、覚醒物質を減らす。そうして「眠れる身体」にしたら、仕上げに取り組んでほしいのがストレッチです。

ここでは熟睡感を高めるために効果的な、寝る前のストレッチを紹介します。このストレッチを行うと寝つきや寝起きがよくなり、日中を快適に過ごしやすくなります。

快眠ストレッチ5つの注意点

❶伸ばしている筋肉を意識しない

意外に思う人が多いかもしれませんね。筋力トレーニングを行うときに「使っている筋肉を意識しましょう」とよくいわれるのですが、ストレッチの場合は逆に「伸ばされている筋肉を意識しないこと」のほうがよいのです。

筋肉の特性のひとつに「意識する」と「緊張する（硬くなる）」というものがあります。筋力トレーニングの際はこの作用が有意に働くのですが、ストレッチでは筋肉を伸ばすことが目的なので、意識すると逆効果になってしまうのです。

適切なフォームで行えばストレッチしたい筋肉が勝手に伸びてくれるので、適切なフォームで行うことを意識しましょう。

❷服装はゆったりしたものを選ぶ

ストレッチをする際、そして就寝時は、動きに制限がない、または伸縮性のある服装を着るようにしましょう。今回紹介するストレッチは寝る前にするものなので、ふだん着ている寝巻きが動きやすいものであればそのままでいいでしょう。

❸筋肉が温まったタイミングで行う

睡眠のパフォーマンスを上げるためのストレッチに適したタイミングは、お風呂上がり直後です。お風呂で筋温が高まっていて、筋肉が伸びやすい状態になっているからです。

また、**睡眠の質を高めるお風呂の温度は、38〜42℃**です。温度が高すぎると身体が活動モードになってしまうため、睡眠のパフォーマンスは下がってしまいます。適切な温度で15分ほど、ゆっくりと湯船に浸かりましょう。

❹適切なフォームで行う

適切なフォームで行わないと、疲れがとれにくいだけでなく、怪我のリスクが生じます。次ページ以降に適切なフォームを解説しているので、参考にしてください。

❺適切な時間・強度で行う

リラックスするために適したストレッチのタイミングは、**ひとつの動きで30秒が目安**です。深呼吸をしながら、徐々に伸ばしていきましょう。

強度は「痛気持ちよい」と感じるまでに留めてください。伸ばしすぎると痛みが出る場合があります。痛みや違和感がある場合、その部位のストレッチは一旦中止してください。3日ほど様子を見て、問題がなければ再開しても大丈夫です。痛みや違和感が引かない場合は、医師に相談しましょう。

快眠ストレッチ6つの方法

《1　肋骨周りの筋肉ほぐし》

このストレッチを行うことで寝ている間の呼吸がしやすくなり、疲労回復効果が高まります。深呼吸をした際、呼吸が浅いと感じる人には特にオススメです。

❶楽な姿勢に座ります。
❷右手を後頭部に添え、右肘を外側へ向けます。胸が開くような体勢になります。
❸左手の指を軽く曲げ、そのまま右側の肋骨周りや胸回りの筋肉をほぐします。なるべく広い範囲を30秒間行いましょう。
❹ここで一度、深呼吸をしましょう。ほぐした側の右側のほうが深く呼吸ができる感覚になります。この

1-❸

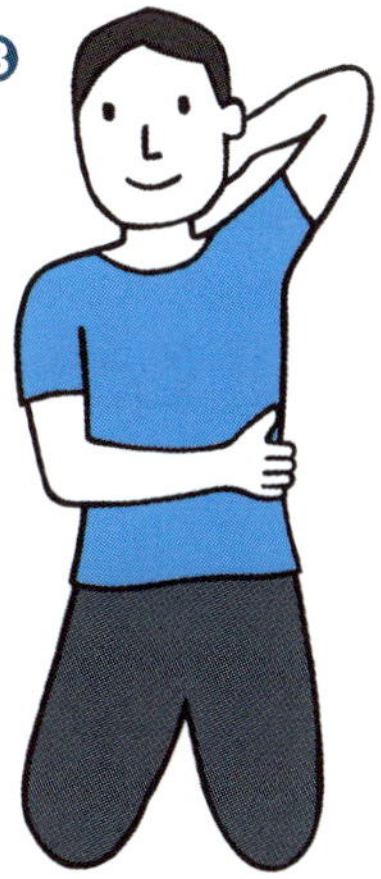

呼吸の深さが睡眠の質に大きく影響します。

❺同じ要領で、反対側も30秒間ほぐしましょう。

❻再度、深呼吸を行い、左右同様に深く呼吸ができればよい状態になっています。

《2　前屈ストレッチ》

このストレッチを寝る前に行うことで老廃物が流れやすくなり、疲労回復効果が高まります。

特にふくらはぎは「第二の心臓」と呼ばれ、ここをストレッチすることで血流を改善できます。

この後に紹介する開脚が難しい人は、前屈のほうが行いやすいのでオススメです。

❶座った姿勢で、両足を前に出します。足幅はこぶしひとつ分程度開き、つま先は天井に向けましょう。

❷目線は膝を見るようにし、ゆっくり息を吐きながら

1−❺

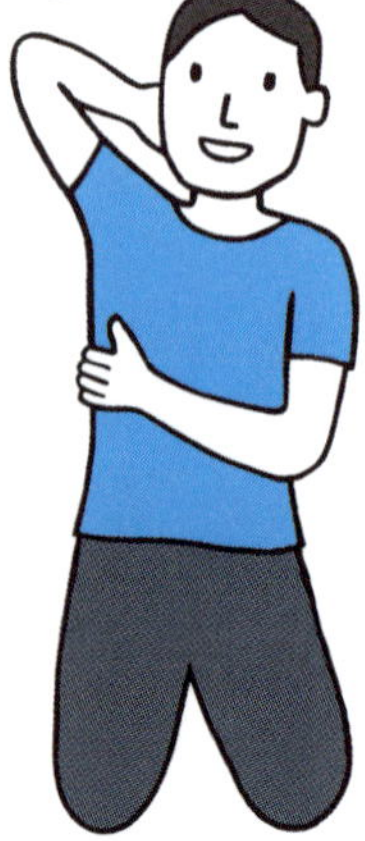

2−❶

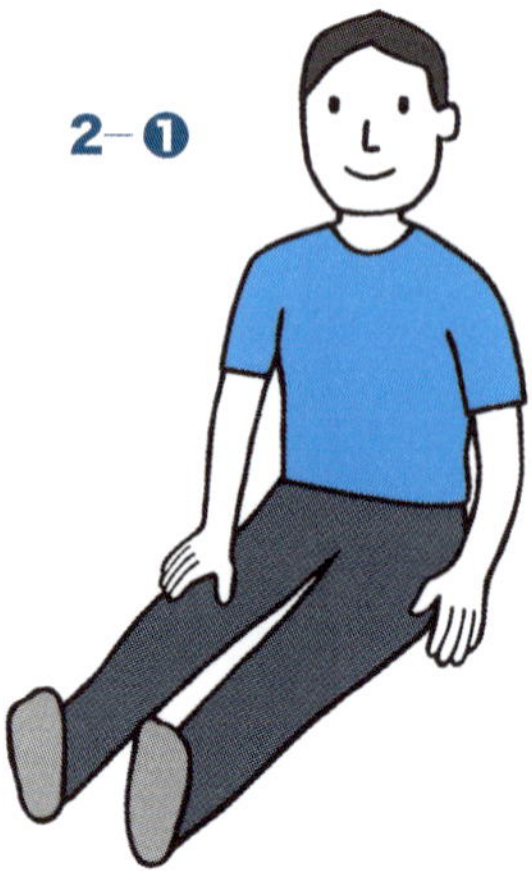

身体を前に倒します。

❸深呼吸をしながら続けます。息を吐きながら徐々に身体を倒していきます。3秒吸って7秒吐く。これを3セット行い、息を吐くタイミングでゆっくり身体を倒しましょう。

❹3セット終わったら、ゆっくり身体をもとの姿勢に戻します。

《3 開脚ストレッチ》

このストレッチを寝る前に行うことで老廃物が流れやすくなり、疲労回復効果が高まります。前屈が問題なく行える人は、開脚ストレッチも合わせて行いましょう。

❶座った姿勢で、両足を痛くならない程度に大きく広げます。

❷目線は真下を見るようにし、ゆっくり息を吐きなが

2-❷

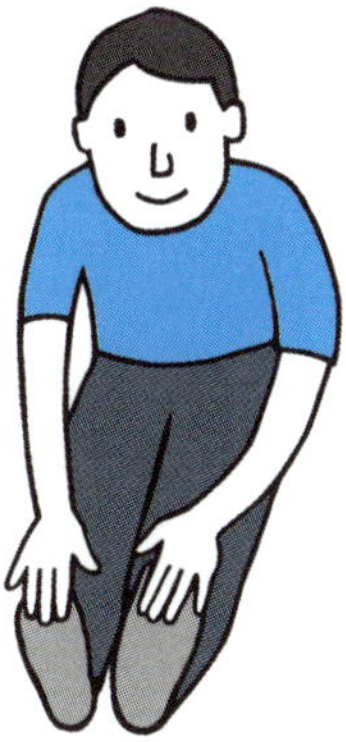

3-❶

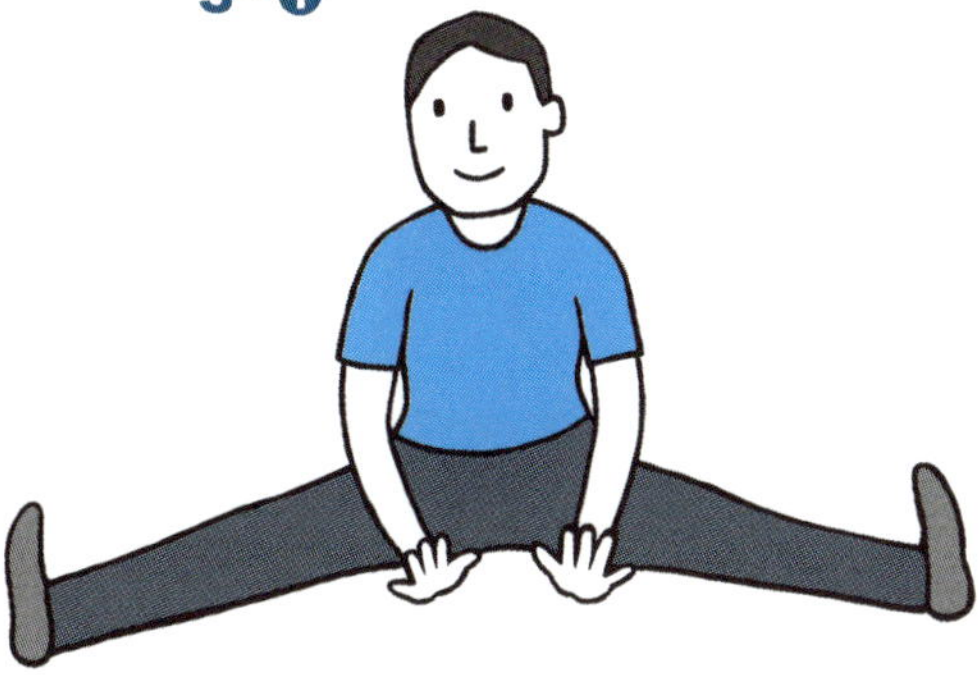

ら身体を前に倒します。

❸深呼吸をしながら続けます。前屈と同じで、「3秒吸って、7秒吐く」を1セットとして3セット行いましょう。

❹3セット終わったら、ゆっくり身体をもとの姿勢に戻します。

❺今度は左右それぞれを伸ばしていきます。まずは右足を伸ばしたまま、左足を内側へ曲げた姿勢をとります。

❻右側へ身体を倒し、右足を伸ばしていきます。可能であればつま先をつかみ、つま先を反らすとさらに疲労回復効果が高まります。

❼「3秒吸って、7秒吐く」ストレッチを3セット行います。

❽ゆっくり身体をもとの姿勢に戻します。

3–❺

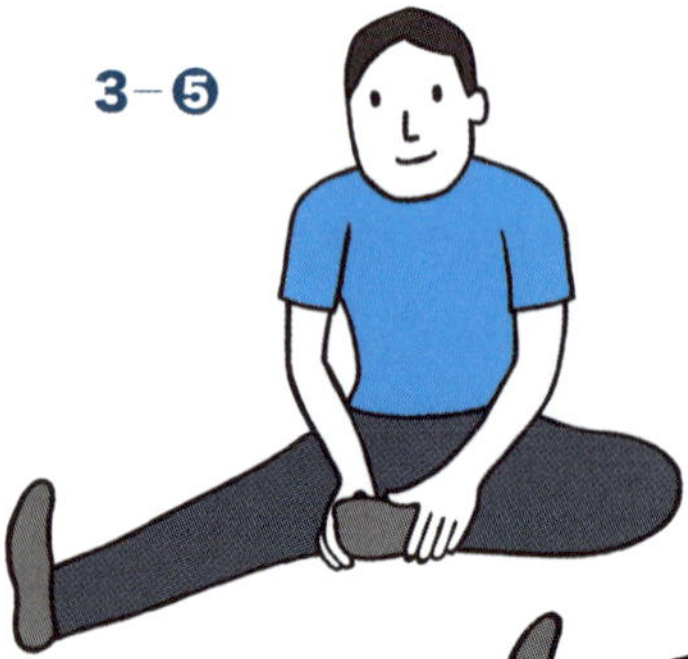

3–❸

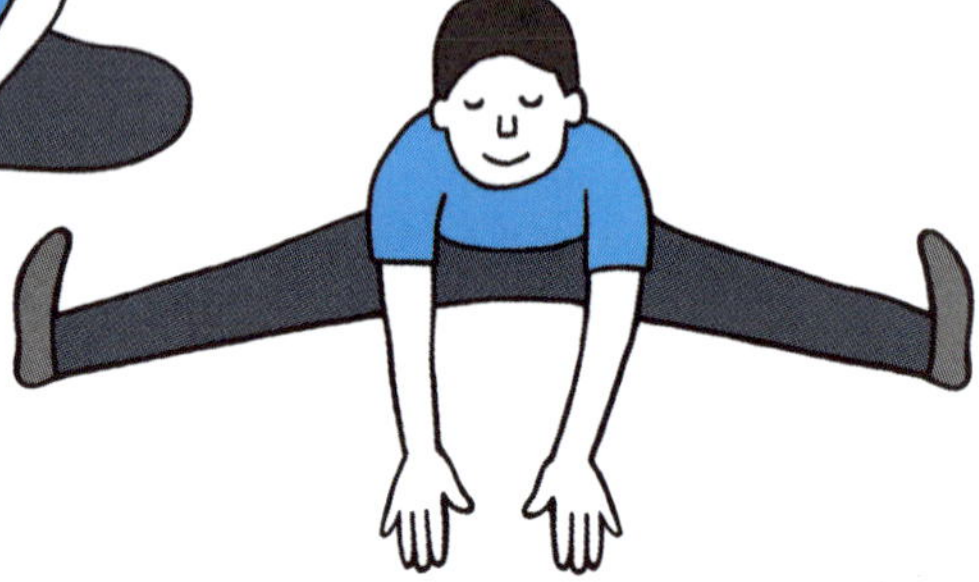

❾反対側の左足を同じ要領で伸ばします。左足を伸ばし、右足を内側へ曲げた姿勢をとりましょう。同じ方法で深呼吸を続け、3セット行います。

❿終わったら、ゆっくりと元の姿勢に戻りましょう。

《4　お尻のストレッチ》

「立つ」「歩く」「座る」など、日常生活の動きでお尻の筋肉は頻繁に使われます。寝る前にお尻の筋肉のストレッチを行うことで、疲れにくい身体づくりにつながります。

❶座った状態で右足を前、左足を後ろにし、両膝を曲げます。

❷右胸と右膝がくっつくように上体を倒していきます。

❸「3秒吸って7秒吐く」の呼吸を繰り返しましょう。

4-❶

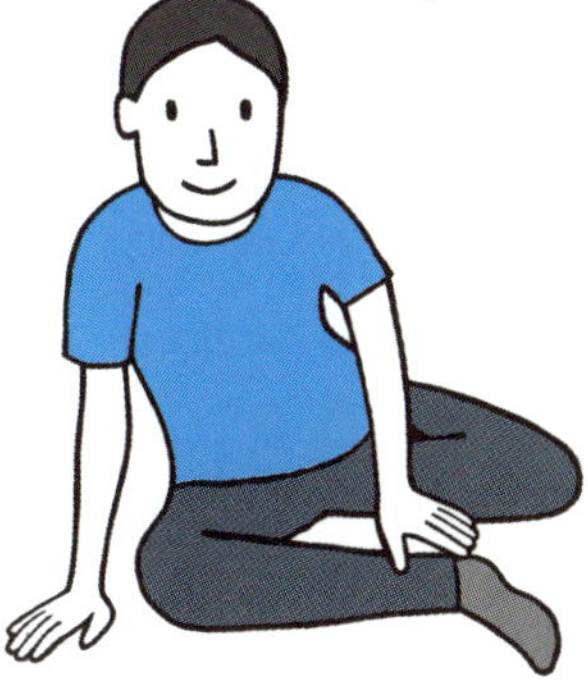

3-❾

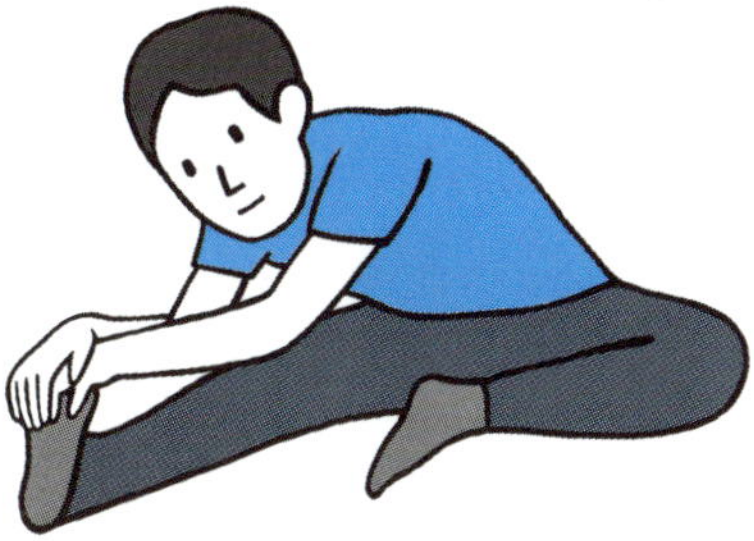

吐くタイミングで徐々に身体を前に倒していき、この呼吸を3セット行います。

❹3セット終わったら、足を入れ替えて反対のお尻を伸ばします。同じように呼吸とストレッチを繰り返しましょう。

❺ストレッチが終わったら、ゆっくりと姿勢をもとに戻します。

《5　脇腹のストレッチ》

このストレッチを寝る前に行うことで深呼吸がしやすくなり、寝ている間の疲労回復効果が高まります。目覚めがスッキリし、気持ちよく起きることができます。

❶あぐらをかき、楽な姿勢で座ります。

❷左手を上げ、そのまま身体を右側へ倒します。この

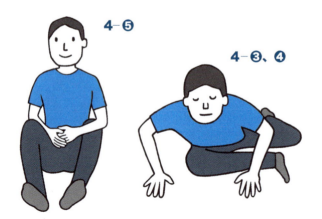

4−❸、❹

4−❺

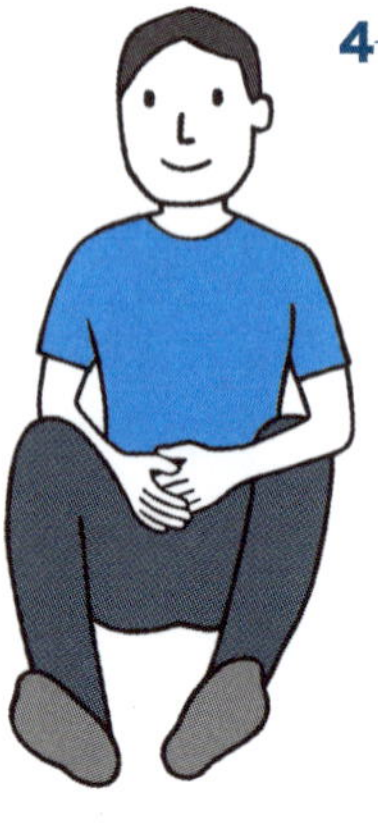

際、肋骨の筋肉を伸ばすイメージでストレッチを行いましょう。

❸これまで紹介したストレッチ同様、「3秒吸って、7秒吐く」の呼吸を3セット繰り返します。
❹ゆっくり身体を戻し、上げている左手を下ろします。
❺反対側の右手を上げて身体を左へ倒します。
❻同じ要領でストレッチと呼吸法を行いましょう。
❼終わったらゆっくり身体をもとの姿勢に戻します。

《6 首のストレッチ》

このストレッチを寝る前に行うことで首の疲れがとれやすくなり、寝起きがスッキリします。

首のストレッチは血行促進のみでなく自律神経の調整にも役立つため、睡眠に悩んでいる人には特にオススメです。

5−❶

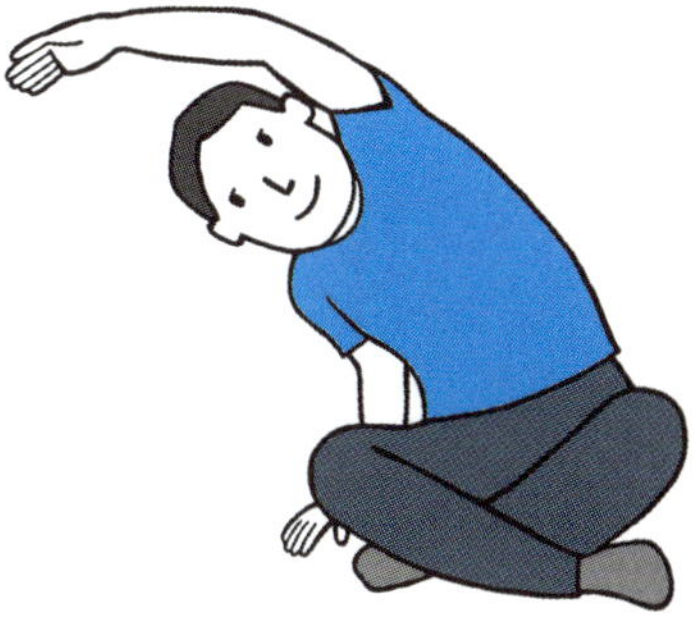

5−❺

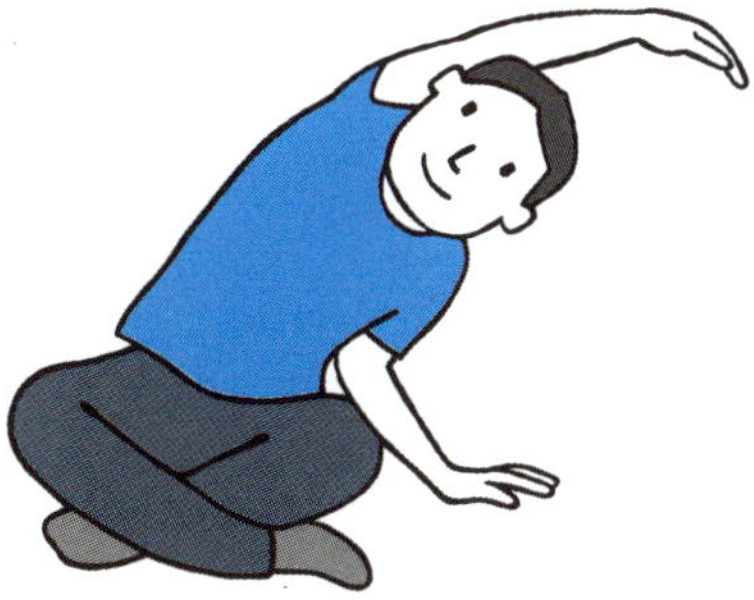

❶楽な姿勢で座ります。
❷身体をなるべく固定し、首が引き伸ばされる感覚を得ながら回していきます。1周10秒ほどのペースで、ゆっくりと2周しましょう。
❸反対方向にも同じペースで2周します。

いかがでしたか？
ひととおり終わった後のあなたの身体は、ストレッチ前よりも身体の動きがスムーズで、軽くなったと感じるはずです。しっかり身体の疲れを取り除き、効率よく回復ができる、ハイパフォーマンスな睡眠を手に入れることができるでしょう。

6－②

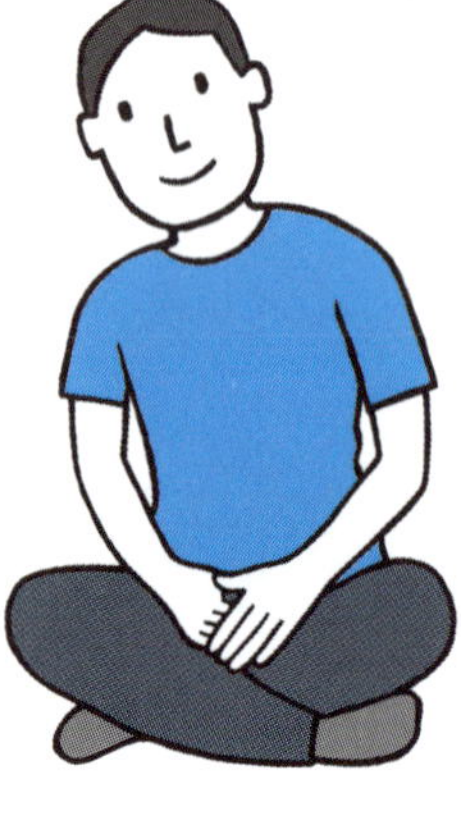

6－③

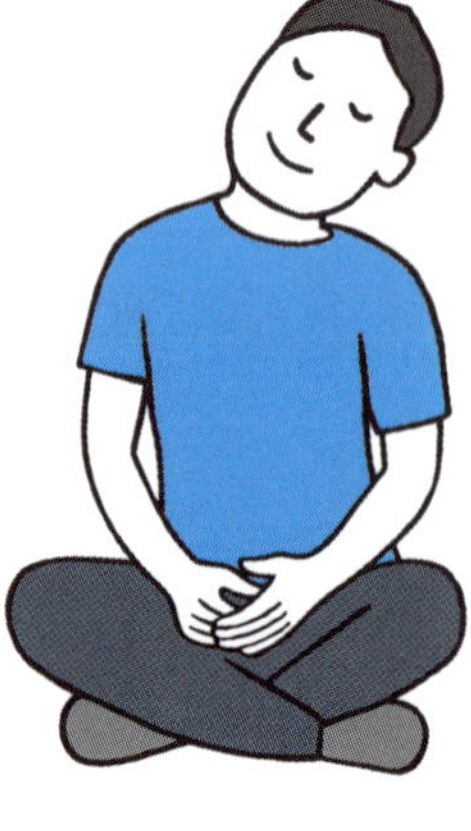

5年以上の寝つきの悪さを解決する知恵

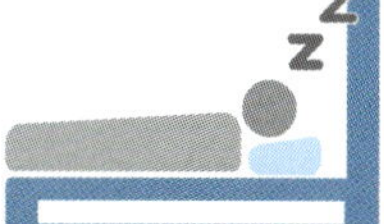

第3章で、「リラックスするものを取り入れ、リラックスを阻害するものを排除する」「よい睡眠に入るための準備を万端にして、深く良質な眠りをとることが睡眠負債の第一の解消法」とお伝えしましたが、睡眠負債をよりスピーディに解消してくれるのに有効なアイテムがあります。それは「バレリアン」というハーブです。

日本では、ハーブは一般的にはハーブティーくらいしか馴染みがありませんが、ヨーロッパなど海外では薬のように使われたりします。私たちの身体や神経にさまざまな作用をもたらしてくれるのがハーブの力なのです。

基本的に植物由来ですから、化学合成の薬のように副作用や中毒性がなく、植物本来の力で穏やかに働きかけながら、心身のバランスを整えてくれます。

「ハーブで睡眠負債を解消？」といわれてもイメージが湧きにくいかもしれませんが、

リラックスの状態にするのに、深呼吸やストレッチをするよりもスピーディに、そして強力に助けてくれるのが「バレリアン」というハーブなのです。

このバレリアン、飲んだら眠気がくるというようなものではなく、筋肉の弛緩作用や、高揚した精神を落ち着ける作用があります。**眠るタイミングで筋肉を弛緩させることによって、深い睡眠までたどり着く時間が早まる**のです。

私の睡眠コンサルティングを受講する生徒さんにも、始めにバレリアンのサプリメントを飲んでもらうのですが、「バレリアンを飲んで寝た日は朝のスッキリ感が全然違います！」という声をたくさんいただきますし、なかには「この5年間、寝つきに2時間かかっていたのが、バレリアンを飲んだら、たった1日で10分で寝つけるようになりました！」という声もいただいています。

バレリアンはドイツでは不眠症の治療薬としても使われていますが、日本ではもちろん医薬品ではなくサプリメントとして手に入れることになります。

バレリアンは歴史が長く、紀元前4世紀頃からリラックスハーブとして使われていたといわれています。日本には江戸時代に「カノコソウ」という名前で漢方薬として伝わってきたハーブです。

日頃のストレッチや入浴などの習慣と同時に、こういうサプリメントによって睡眠負債解消のスピードを早めるのもひとつの手です。

ハーブティーやエッセンシャルオイルなど、ハーブにはそのエキスのさまざまな摂り方がありますが、バレリアン自体は納豆のような強い匂いが特徴ですので、サプリメントなど錠剤で摂取することをおすすめしています。

エピローグ　ハイパフォーマンスな人生を謳歌するために

本書を手にとっていただき、そして最後まで読んでいただき、本当にありがとうございました。じつは、出版が決まってから原稿を書き上げるまでに7か月もかかりました。その間、これまで学んだ知識と経験の中からこの本の倍近い量の原稿を書き、内容を変えたり削ったり、どうしたら限られたページ数で最良の情報を届けることができるか、試行錯誤を繰り返しながら書き上げました。

私がこの本を書こうと思った原動力は、とにかく「睡眠についてもっと知ってほしい」という思いがあったからです。

年に1日も休みをつくらず、睡眠を削って仕事をしていた20代、私は仕事の成果と引き換えに健康を損ないました。それがきっかけで睡眠学を学ぶことになったのですが、もしあのとき、ハイパフォーマンス睡眠を知っていたら……睡眠を無理に削らなくても、仕事の成果を出しながらより健康でいられたことでしょう。

睡眠の専門家として独立した今、年間3000人以上にセミナーを通して睡眠の重要性とパフォーマンスの上げ方をお伝えしている中で、受講者の皆さんから一番いわれることが「ここまで睡眠が大事だとは思っていなかった」ということです。

現代社会、多くの人が睡眠を犠牲にして働いています。仕事や介護、子育てで睡眠不足という人が多いのです。疲れと睡眠負債を溜め、さらに睡眠のパフォーマンスを落とす、というスパイラルに陥っています。その背景には、長時間労働や通勤時間の長さといった日本特有の事情もありますが、睡眠について知る機会が少ない、という問題もあります。

健康な生活を送るためには「食事・運動・睡眠の3つが大事だよ」と聞いたことはあるものの、睡眠の専門家には会ったことがない、睡眠外来があることも知らないという人がほとんどです。

あなたのまわりにも、睡眠について知らないというだけで苦しんでいる人、辛い思いをしている人がきっといるはずです。その方に、本書で得た情報を教えてあげてください。

ハイパフォーマンス睡眠でお伝えしたいことは、たんに睡眠の質を上げるということだけではありません。睡眠のパフォーマンスを上げることで、血圧や血糖値が改善して薬がいらなくなったり、20年以上悩んでいたアトピーが一気に改善したり、ＰＭＳ（月経前症候群）や女性特有の不調が解決したり、フルタイムの仕事ができない状態から元気に働けるようになったり……本人も想像していなかったような身体の変化、そして、それによる心の変化が起こるのをたくさん目にしてきました。

睡眠のパフォーマンスを上げることで自由な時間を手に入れ、今まで挑戦できなかったことに挑戦し、仕事でもさらに成果を出し、家族との時間や趣味を大切にした生活を送る。身体も心もエネルギーに溢れ、次々と新しいことに取り組める――睡眠を改善すれば、あなたもこれらのことを手に入れられるのです。

私はこれからも睡眠について発信し、睡眠の専門家の育成にも取り組んでいきます。睡眠の悩みを克服し、ハイパフォーマンスな人生を謳歌しようとしているあなたに、直接お会いできるときがくるのを楽しみにしています。

こちらのQRコードよりご登録いただければ、睡眠のパフォーマンスをさらに上げる動画を無料でお届けします。

付録　睡眠のパフォーマンスを上げる朝食レシピ集

レシピ１　《オクラ納豆とろろご飯＋みそ汁》

●材料（１人分）
オクラ　４本
納豆　１パック
長芋　３センチぐらい
卵　１個
醤油　お好みの量
きざみのり　適量

●作り方
①サッと洗ったオクラを茹でる（２分くらい）。
茹で上がったオクラを冷まして、食べやすい大きさに切る。
②長芋の皮を剥き、すりおろしてとろろをつくる。
③納豆とオクラととろろを混ぜ合わせる。
④混ぜ合わせた納豆とオクラととろろをご飯にかける。
⑤好みの量の醤油をかけ、きざみのりをまぶして出来上がり。

レシピ２　《豆乳グリーンスムージー》

●材料（１人分）
りんご　１／２個
小松菜　１～２束
豆乳　100グラム
レモン汁　小さじ１

●作り方
すべてをミキサーにかける。

レシピ３　《ほうれん草と豆腐と卵のスープ》

●材料（１人分）
ほうれん草　１／４束（50グラム）
絹ごし豆腐　１／４丁
生しいたけ　２枚
水　２カップ
卵　１個
酒　大さじ１
塩　少々
こしょう　少々
カタクリ粉　おおさじ１／２
水　大さじ１

●作り方
①鍋に水を入れて煮立て、あらみじんに切ったしいたけと酒、塩、こしょうを少々加えて煮る。
②適当な大きさに崩した豆腐を加え、ふたたび煮立ったら、大さじ１の水を加えた水どきカタクリ粉でとろみをつける。
③卵をときほぐして回し入れ、静かに混ぜ、ほうれん草を加えてひと煮して完成。

レシピ４　《ゆで卵とアボカドと発芽食品のサラダ》

●作り方
お皿にベビーリーフなどお好きな葉物野菜をしき、その上にアボカド、ブロッコリースプラウト等の発芽食品と好みの野菜を盛りつけ、その上にゆで卵をのせるだけ。

オリーブオイルと、天然塩をかけるとさらに健康的。

レシピ５　《ベーコンとミックスベジタブルの豆乳みそ汁》

●材料（1人分）
ベーコン　1～2枚
ミックスベジタブル（冷凍）　50グラム
豆乳　150 cc
水　50 cc
みそ　大さじ1

●作り方
①ベーコンを2～3センチに切る。
②マグカップにミックスベジタブルとベーコンを入れる。
③豆乳と水を加え、ふんわりとラップをかけて電子レンジで3分ほど加熱する。
④みそを溶かして入れる。

レシピ６　《甘酒豆乳とバナナ》

●作り方
甘酒（米麹）と豆乳を1：1で割る。

レシピ７　《バナナと納豆のココナッツオイル和え》

●作り方
①バナナをスプーンの背やフォークですりつぶす。
②すりつぶしたバナナを納豆にあえる。
③そこへココナッツオイルと塩麹を垂らす。
④ヘンプシードやナッツ類をトッピングするとさらに栄養価が高まる。
※納豆付属のたれは使用しない。

《参考文献》

『睡眠学』（日本睡眠学会編　朝倉書店）
『自分で治す！　副腎疲労』（本間良子・龍介著　洋泉社）
『ダイエット外来の寝るだけダイエット』（佐藤桂子著　経済界）
『快適な眠りのための睡眠習慣セルフチェックノート』（林光緒・宮崎総一郎・松浦倫子著　全日本病院出版会）
『世界最高のスリープコーチが教える究極の睡眠術』（ニック・リトルヘイルズ著　鹿田昌美訳　ダイヤモンド社）
『スタンフォード大学教授が教える熟睡の習慣』（西野精治著　ＰＨＰ研究所）
『時間栄養学が明らかにした「食べ方」の法則』（柴田重信・古谷彰子著　ディスカヴァー・トゥエンティワン）
Y Leng, et al. "Objectively Measured Napping And 12-year Risk Of Developing Dementia In Older Men" Sleep, Volume 41, Issue suppl_1, 27 April (2018)

■レシピ監修　睡眠栄養指導士協会本部認定講師　竹田一成
■ストレッチ監修　睡眠栄養指導士協会本部認定講師　服部拓也

〈著者プロフィール〉

山口真由子（やまぐち・まゆこ）
一般社団法人睡眠栄養指導士協会 理事

1984年福岡生まれ。立教大学卒業後、大手金融機関に入社。複数の副業を掛け持ちし、睡眠時間を削るハードな毎日を過ごす。睡眠時間を削りすぎて健康の危機に瀕したことで睡眠学を学び、1,000以上の論文・文献から得た知識と自分自身の体験から、3時間の睡眠でも8時間分のリフレッシュができる「ハイパフォーマンス睡眠」のノウハウを確立。
2014年から「ハイパフォーマンス睡眠セミナー」を開始し、2017年には年間100回開催、合計3,000人以上が参加。また、月間最大80人に睡眠のパフォーマンスを上げるための個別コンサルティングを行っている。現在は睡眠の専門家である睡眠栄養指導士の育成を中心に活動し、100名超の認定講師を輩出している。整骨院・鍼灸院・整体院・ヨガスタジオ・エステサロン・ヘッドスパサロン等健康系店舗で睡眠に特化したコースを開発。企業への睡眠研修、医療系専門学校で睡眠学の講義を担当、コラムの監修、セミナー開催、ラジオパーソナリティも務めるなど、睡眠の専門家として幅広い活動を行っている。

■一般社団法人 睡眠栄養指導士協会
http://nutrition-sleep.com/

3時間の睡眠で8時間分のリフレッシュができる **ハイパフォーマンス睡眠**

2019年 5月20日 初版 第1刷 発行
2024年 9月20日 第3刷 発行

著　者　山口 真由子
発行者　安田 喜根
発行所　株式会社 マネジメント社
東京都千代田区神田小川町2-3-13
M&Cビル3F（〒101-0052）
TEL 03-5280-2530（代表）
http://www.mgt-pb.co.jp
印刷　中央精版印刷㈱

©Mayuko YAMAGUCHI 2019, Printed in Japan
ISBN978-4-8378-0490-1 C0030
定価はカバーに表示してあります。
落丁本・乱丁本の場合はお取り替えいたします。